新型冠状病毒
生物安全防护

主　编　翁景清　顾　华
副主编　胡薇薇　吕火烊　李　婵
编　委　（以姓氏笔画为序）
　　　　吕火烊　浙江省人民医院
　　　　李　婵　浙江省疾病预防控制中心
　　　　邱晓霞　浙江省医学科技教育发展中心
　　　　张琪峰　浙江省医学科技教育发展中心
　　　　金　慧　杭州市疾病预防控制中心
　　　　胡薇薇　杭州市疾病预防控制中心
　　　　骆　欣　杭州市西溪医院
　　　　顾　华　浙江省医学科技教育发展中心
　　　　徐　虹　杭州市疾病预防控制中心
　　　　翁景清　浙江省医学科技教育发展中心
　　　　章日春　杭州科华实验设备有限公司

绘　图　范珍珍　杭州科华实验设备有限公司

人民卫生出版社

图书在版编目（CIP）数据

新型冠状病毒生物安全防护 / 翁景清，顾华主编
. —北京：人民卫生出版社，2020.3
ISBN 978-7-117-29831-5

Ⅰ.①新… Ⅱ.①翁…②顾… Ⅲ.①日冕形病毒 —
实验 — 安全防护 — 技术培训 — 教材　Ⅳ.①R373.1

中国版本图书馆 CIP 数据核字（2020）第 031687 号

新型冠状病毒生物安全防护

主　　编：翁景清　顾　华
出版发行：人民卫生出版社（中继线 010-59780011）
地　　址：北京市朝阳区潘家园南里 19 号
邮　　编：100021
E - mail：pmph @ pmph.com
购书热线：010-59787592　010-59787584　010-65264830
印　　刷：保定市中画美凯印刷有限公司
经　　销：新华书店
开　　本：889×1194　1/32　　印张：4.5
字　　数：121 千字
版　　次：2020 年 3 月第 1 版　2020 年 6 月第 1 版第 2 次印刷
标准书号：ISBN 978-7-117-29831-5
定　　价：20.00 元
打击盗版举报电话：010-59787491　E-mail：WQ @ pmph.com
质量问题联系电话：010-59787234　E-mail：zhiliang @ pmph.com

前　言

　　2019 年 12 月以来,我国发生了新型冠状病毒肺炎疫情。截至 3 月初,疫情已经涉及全球 80 余个国家(地区),导致 10 万余人感染,严重影响了全球经济社会发展。在抗击疫情过程中医务人员冲在第一线,一旦生物安全防护措施不到位,感染风险较大。据报道,仅中国大陆就有 3 000 多名医务人员感染,这给他们的身体健康和生命安全带来严重威胁。

　　生物安全实验室是开展疫情早期诊断和科学研究的重要条件。我国开展新型冠状病毒肺炎检测的实验室数量多、涉及面广,检测样本数量大,一旦发生病毒泄漏或人员感染,后果不堪设想。为满足新型冠状病毒生物安全防护工作需求,我们根据国家的相关规定和技术要求,组织一批生物安全领域的专家编写了本书,主要针对新型冠状病毒的采集、运输、检测、处理等重点风险环节,解读安全防护技术要求。内容主要包括风险评估、人员管理、实验活动管理、感染预防与控制、个人防护、医疗废物处置、消毒灭菌等,希望对在生物安全实验室从事新型冠状病毒检测、诊断、研究、教学,以及临床诊疗、公共卫生等工作的相关人员有所帮助。此外,本书在编写过程中也得到了浙江省"标准化战略重大试点项目——公共卫生标准化试点项目(0625-18217136)"的支持。

　　由于新型冠状病毒肺炎是新发传染病,相关研究还在不断探索中,目前的认知也非常有限,加之编者水平有限,编写时间紧迫,故难免有纰漏之处。望广大读者在使用过程中不吝赐教,以便我们改进提高。

编　者

2020 年 3 月

目　录

第一章 新型冠状病毒概述

一、新型冠状病毒病原生物学特性

(一) 冠状病毒

冠状病毒(*Coronavirus*, CoV) 是一大类有包膜的线性单股正链的 RNA 病毒,属于套式病毒目(*Nidovirales*), 冠状病毒科(*Coronaviridae*), 冠状病毒属(*Coronavirus*), 于 1937 年首次从禽类中分离。1965 年 Tyrell 等将普通感冒患者鼻冲洗液接种到人胚气管细胞,检测到病毒增殖,并于 1968 年鉴定为人冠状病毒(*human coronavirus*, HCoV)。

成熟的冠状病毒颗粒为球形或多形性,直径 60~220nm,核衣壳呈螺旋状对称。根据血清学特性和遗传学差异,冠状病毒可分为 3 个群,2012 年国际病毒分类命名委员会重新将冠状病毒分为 α、β、γ 和 δ 4 个属,前 3 个属分别对应以前的 1、2、3 群,但尚未正式命名。α 冠状病毒属:代表种为甲型冠状病毒 1,此属可分为 2 个群。其中 1 群有猪传染性肠胃炎冠状病毒、猫肠道冠状病毒、犬冠状病毒等;2 群有人冠状病毒 229E(HCoV-229E)等。β 冠状病毒属:代表种为小鼠冠状病毒,此属可分为 4 个群。A 群有牛冠状病毒、小鼠冠状病毒等;B 群有人类严重急性呼吸综合征(SARS)冠状病毒、蝙蝠 SARS 样冠状病毒等;C 群有扁颅蝠冠状病毒 HKU4 等;D 群有棕果蝠冠状病毒 HKU9、犬呼吸道型冠状病毒等。γ 冠状病毒属:代表种为禽冠状病毒,包括鸡传染性支气管炎病毒、鸭冠状病毒等。δ 冠状病毒属:代表种为夜莺冠状病毒 HKU11,包括画眉冠状病毒、猪丁型冠状病毒等。

冠状病毒现约有 15 种,只感染脊椎动物,与人类和动物的许多疾病有关。迄今发现可引起人类感染的冠状病毒有 6 种:主要引起人类普通型感冒的 α 属中的 HCoV-229E(1965 年)和 β 属 A 群中的 HCoV-OC43(1967 年);主要引起儿童急性下呼吸道感染的 α 属中的 HCoV-NIJ63(2004 年);主要引起人类呼吸道感染、肺炎的 β 属 A 群的 HCoV-HKU1(2005 年);引起人类 SARS 的 β 属 B 群的 SARS-CoV(2003 年);引起人类肺炎、急性呼吸窘迫综合征、急性肾衰竭,甚至可危及患者生命的 β 属 C 群的中东呼吸综合征冠状病毒(MERS-CoV)(2012 年)。本次于中国湖北省武汉市发现的新型冠状病毒以前未在人类中发现。

冠状病毒对紫外线和热敏感(56℃、≥ 30min),或用乙醚、75%乙醇、含氯消毒剂、过氧乙酸和氯仿等脂溶剂按相关规范操作,均可有效灭活病毒。不同的外环境,病毒存活的时间不同:病毒在光滑的物体表面可以存活数小时;在温度、湿度合适的环境下能存活1d;在干燥的环境中,病毒的存活时间为 48h,在空气中 2h 后,病毒的活性明显下降;有研究发现,在温度为 20℃、湿度为 40%~50%的环境中,病毒的存活时间可能达到 5d。

(二) 新型冠状病毒

新型冠状病毒是指以前从未在人类中发现的新的冠状病毒株。2019 年 12 月,中国湖北省武汉市当地卫生机构报告了新型冠状病毒肺炎患者。随后,中国其他地区及境外也发现了此类病例。这种新型冠状病毒与 2003 年造成流行的 SARS-CoV 的基因同源性达 85%。世界卫生组织将该病毒命名为 2019 新型冠状病毒(2019 *novel coronavirus*,2019-nCoV)。

新型冠状病毒是人类分离的第 7 种冠状病毒。该病毒属于 β 属,有包膜,颗粒呈圆形或椭圆形,常为多形性,直径 60~140nm。其基因特征与 SARSr-CoV 和 MERSr-CoV 有明显区别。目前研究显示,新型冠状病毒与蝙蝠 SARS 样冠状病毒(Bat-SL-CoVZC45)同源性达 85% 以上。目前已经获得该病毒的全基因组序列、电镜照片(图 1-1、图 1-2),体外分离培养已经成功。

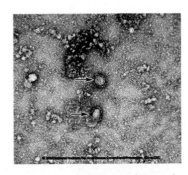

图 1-1　新型冠状病毒(箭头示)
电镜图

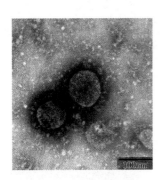

图 1-2　新型冠状病毒
武汉株电镜图

二、流行病学

1. 传染源　目前所见传染源主要是新型冠状病毒感染的患者,无症状感染者也可能成为传染源。

2. 传播途径　经呼吸道飞沫和密切接触传播是主要的传播途径。在相对封闭的环境中长时间暴露于高浓度气溶胶情况下存在经气溶胶传播的可能。

3. 易感人群　人群普遍易感。

三、临床表现

基于目前的流行病学调查,潜伏期 1~14d,多为 3~7d。以发热、乏力、干咳为主要表现。少数患者伴有鼻塞、流涕、咽痛和腹泻等症状。重症患者多在发病一周后出现呼吸困难和 / 或低氧血症,严重者可快速进展为急性呼吸窘迫综合征、脓毒症休克、难以纠正的代谢性酸中毒、出凝血功能障碍,以及多器官功能衰竭等。值得注意的是重型、危重型患者病程中可表现为中低热,甚至无明显发热。轻型患者仅表现为低热、轻微乏力等,无肺炎表现。

四、诊断标准

按《新型冠状病毒肺炎诊疗方案(试行第七版)》,可将患者分为疑似病例、确诊病例。确诊病例临床分型为轻型、普通型、重型、危重型。

（一）疑似病例

结合下述流行病学史和临床表现综合分析：

1. 流行病学史

（1）发病前 14d 内有武汉市及周边地区,或其他有病例报告社区的旅行史或居住史。

（2）发病前 14d 内与新型冠状病毒感染者(核酸检测阳性者)有接触史。

（3）发病前 14d 内曾接触过来自武汉市及周边地区,或来自有病例报告社区的发热或有呼吸道症状的患者。

（4）聚集性发病。

2. 临床表现

（1）发热和 / 或呼吸道症状。

（2）具有上述新型冠状病毒肺炎影像学特征。

（3）发病早期白细胞总数正常或降低,淋巴细胞计数正常或减少。

有流行病学史中的任何一条,且符合临床表现中任意 2 条。无明确流行病学史的,符合临床表现中的 3 条。

（二）确诊病例

疑似病例为具备以下病原学证据之一者：

1. 实时逆转录聚合酶链反应(RT-PCR)检测新型冠状病毒核酸阳性。

2. 病毒基因测序,与已知的新型冠状病毒高度同源。

3. 血清新型冠状病毒特异性免疫球蛋白(Ig)M 抗体和 IgG 抗体阳性;血清新型冠状病毒特异性 IgG 抗体由阴性转为阳性或恢复期较急性期 4 倍及以上升高。

4. 临床分型

(1)轻型:临床症状轻微,影像学未见肺炎表现。

(2)普通型:具有发热、呼吸道等症状,影像学可见肺炎表现。

(3)重型

1)成人符合下列任何一条者:①出现气促,呼吸频率(RR)>30次/min;②静息状态下,指氧饱和度≤93%;③动脉血氧分压(PaO_2)/吸氧浓度(FiO_2)≤300mmHg(1mmHg=0.133kPa)。

高海拔(海拔超过1 000m)地区应根据以下公式对PaO_2/FiO_2进行校正:PaO_2/FiO_2×[大气压(mmHg)/760]。

肺部影像学显示24~48h内病灶明显进展>50%者按重型管理。

2)儿童符合下列任何一条者:①出现气促(<2月龄,RR≥60次/min;2~12月龄,RR≥50次/min;1~5岁,RR≥40次/min;>5岁,RR≥30次/min),除外发热和哭闹的影响;②静息状态下,指氧饱和度≤92%;③辅助呼吸(呻吟、鼻翼扇动、三凹征),发绀,间歇性呼吸暂停;④出现嗜睡、惊厥;⑤拒食或喂养困难,有脱水征。

(4)危重型:符合以下情况之一者。①出现呼吸衰竭,且需要机械通气;②出现休克;③合并其他器官功能衰竭需重症监护病房(intensive care unit,ICU)监护治疗。

(5)重型、危重型临床预警指标

1)成人:①外周血淋巴细胞进行性下降;②外周血炎症因子如白细胞介素(IL)-6、C反应蛋白进行性上升;③乳酸进行性升高;④肺内病变在短期内迅速进展。

2)儿童:①呼吸频率增快;②精神反应差、嗜睡;③乳酸进行性升高;④影像学显示双侧或多肺叶浸润、胸腔积液或短期内病变快速进展;⑤3月龄以下的婴儿或有基础疾病(先天性心脏病、支气管肺发育不良、呼吸道畸形、异常血红蛋白、重度营养不良等),有免疫缺陷或低下(长期使用免疫抑制剂)。

五、鉴别诊断

主要与流行性感冒病毒(简称"流感病毒")、腺病毒、呼吸道合胞病毒等其他已知病毒性肺炎及肺炎支原体感染鉴别。此外,还要与非感染性疾病,如血管炎、皮肌炎和机化性肺炎等鉴别。

1. 常见的冠状病毒感染　常见的可感染人类的冠状病毒通常会引起轻度或中度的上呼吸道疾病,如感冒。症状较轻,主要包括流涕、头痛、咳嗽、咽痛、发热等。有时会引起下呼吸道疾病,如肺炎或支气管炎,心肺疾病患者、免疫力低下人群、婴儿和老年人较常见。

2. 流感病毒感染　流行性感冒(简称"流感")症状主要表现为发热、头痛、肌痛和全身不适,体温可达39~40℃,可有畏寒、寒战,多伴全身肌肉关节酸痛、乏力、食欲减退等全身症状,常有咽痛、干咳,可有鼻塞、流涕、胸骨后不适等。颜面潮红,眼结膜充血。部分以呕吐、腹痛、腹泻为特点,常见于感染乙型流感病毒的儿童。无并发症者病程呈自限性,多于发病3~4d后体温逐渐消退,全身症状好转,但咳嗽、体力恢复常需1~2周。肺炎是流感最常见的并发症之一,其他并发症有神经系统损伤、心脏损害、肌炎、横纹肌溶解综合征和脓毒症休克等。

六、预后

新型冠状病毒感染,部分患者仅表现为低热、轻微乏力等,无肺炎表现,多在1周后恢复。少数感染者无明显临床症状,仅新型冠状病毒核酸检测阳性。从目前收治的病例情况看,多数患者预后良好,儿童病例症状相对较轻,少数患者病情危重。死亡病例多见于老年人和有慢性基础疾病者。

七、病例的发现与报告

各级各类医疗机构的医务人员发现符合病例定义的疑似病例后,应当立即进行单人间隔离治疗,院内专家会诊或主诊医师会诊,仍考虑疑似病例,在2h内进行网络直报,并采集标本进行新型冠状病毒核酸检测,同时在确保转运安全的前提下立即将疑似病例转运至定点医院。与新型冠状病毒感染者有密切接触的患者,即使常见呼吸道病原检测阳性,也建议及时进行新型冠状病毒病原学检测。

第二章 生物安全管理体系

　　生物安全管理体系是实施生物安全管理、确定生物安全管理方针和实现安全管理目标所需的组织结构、程序、过程和资源；管理体系文件是实验室设立单位内部编制的纲要性文件，必须遵照执行。在新型冠状病毒肺炎的防控工作中，各相关单位应建立、健全和完善生物安全管理体系，明确各部门和各岗位的责任，落实责任到人，规范医疗诊治、检验检测和其他相关活动，防止潜在感染性生物因子特别是新型冠状病毒等高致病性病原微生物对工作人员、环境和公众造成危害，确保生物安全。

一、编制依据

　　1. 生物安全管理体系应以国家法律、法规、规范以及技术标准等为依据，并符合国家卫生健康委员会发布的《新型冠状病毒肺炎诊疗方案(试行第七版)》《新型冠状病毒感染的肺炎实验室检测技术指南(第二版)》《新型冠状病毒实验室生物安全指南(第二版)》和《新型冠状病毒肺炎防控方案(第五版)》及《国家卫生健康委办公厅关于做好新型冠状病毒感染的肺炎疫情期间医疗机构医疗废物管理工作的通知》等要求。

　　2. 实验室设立单位应根据内部管理的实际情况，把新型冠状病毒肺炎防控相关内容融合到生物安全管理体系内。

二、组织结构

1. 在建立生物安全管理体系之前,单位管理层应首先建立生物安全管理组织结构,明确单位管理层、生物安全委员会、生物安全管理责任部门、检验科/所等相关部门的职责,法定代表人应指定单位生物安全负责人、实验室负责人等关键职位代理人,并明确其各自的职责和权利。

2. 生物安全管理体系的组织结构和各类人员的职责是构成生物安全管理体系的重要内容。

3. 生物安全管理体系组织结构框架见图 2-1。

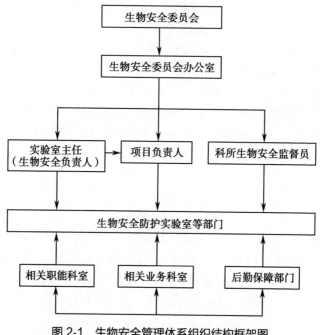

图 2-1　生物安全管理体系组织结构框架图

三、管理体系文件

生物安全管理体系架构包含组织机构、岗位职责、组织分工及管理体系文件等。管理体系文件一般由生物安全管理手册、程序文件、作业指导书和标准操作规程（standard operating procedure，SOP），以及记录表格四个层次组成（图2-2）。

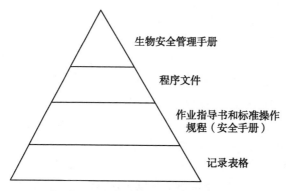

图2-2 生物安全管理体系文件层次图

（一）生物安全管理手册

1. 生物安全管理手册是实验室生物安全管理纲领性文件，应清晰描述组织结构，明确各类人员、部门的职责权限和相互关系。

2. 内容和要素应覆盖《病原微生物实验室生物安全管理条例》《实验室生物安全通用要求》（GB 19489—2008）和《病原微生物实验室生物安全通用准则》（WS 233—2017）等法律法规、标准及技术规范要求。

3. 在管理手册中还应明确实验室安全管理的方针、目标及支持的程序文件等。

（二）程序文件

1. 程序文件是生物安全管理手册的支持性文件，根据生物安全管理手册的要求，为达到既定的安全和质量方针、目标而制订的程序和对策。

2. 程序文件应明确具体责任科所、责任人、责任范围、工作流程、人员能力要求、部门之间的关系、应用的文件和管理记录等。

3. 程序文件中工作流程必须清晰，职责应能得到落实。明确规定为什么要做（why）、谁做（who）、什么时间做（when）、什么场合做（where）、做什么（what）和怎么做（how）。

4. 程序文件数量和内容应至少应满足《实验室生物安全通用要求》（GB 19489—2008）和《病原微生物实验室生物安全通用准则》（WS 233—2017）规定要求，并结合单位实际管理需要编制，包括人员管理程序、菌（毒）种和生物样本管理程序、风险评估工作程序、管理评审程序、内部审核程序、纠正措施程序及应急预案等。

（三）作业指导书和标准操作规程（SOP）

1. 作业指导书和 SOP 是围绕管理手册和程序文件要求，为有效地实施某一实验活动中的某项具体工作所拟定的标准和详细的书面规程。

2. 作业指导书和 SOP 的类别包括日常管理、实验操作、设施与设备使用和维护、实验室消毒、个体防护装备使用、废物处理、安全作业以及快速阅读的安全手册等。

3. 编制格式可以参照程序文件要求。

（四）记录和表格

记录包括各种管理性、技术性、过程性的体系运行记录。记录应符合及时性与原始性、信息完整、填写规范、真实可靠等要求。

1. 各种管理记录、技术记录是生物安全管理体系有效运行的证实性文件，是在具体活动中产生的实情记录。

2. 大量的管理记录和技术记录可用表格的形式表述，便于记录。

3. 各种管理记录、技术记录应及时、规范记录和修改，不得事后补记。

四、管理体系文件的要求

1. 生物安全管理体系文件不仅仅是法律、标准的简单展开，应结合单位自身特点和实际情况编制，应与实验室规模及实验室活动的复杂程度和风险相适应。

2. 生物安全管理体系文件应做到系统性、协调性、唯一性、适用性和见证性。

(1)系统性：应针对管理要求的全部内容，明确要求，作出规定。

(2)协调性：内部制订的文件之间应保持内容的协调性，文件与文件之间的衔接要清晰明确，与外部的法律、法规、技术标准及规范等相符合。

(3)唯一性：对于同一个事项或活动的存在和使用，不能相互矛盾地同时出现在不同文件。

(4)适用性：遵守"最简单、最易懂"的原则。

(5)见证性：保证记录数据的文件具有充分的可溯性；技术记录能还原活动过程；管理性记录能实现跟踪检查。

3. 新型冠状病毒检测的生物安全实验管理体系应做到以下几点：

(1)加强新型冠状病毒检测管理，建立执行情况检查制度。

(2)实验室对新型冠状病毒的检测进行风险评估，并依据风险评估结论，采取风险控制措施，制订相应的应急预案。

(3)实验室制订新型冠状病毒检测的操作规程。

(4)实验室应实时记录实验的全过程，保证记录的完整性。

(5)单位生物安全管理体系完善，主管部门日常监管到位。

(6)制订环保措施，防止环境污染。

五、管理体系文件的审批

1. 生物安全管理手册、程序文件、作业指导书和 SOP，以及各种记录表格的格式都应按照规定的要求经过单位管理层审核批准后发布实施。

2. 生物安全管理手册和程序文件应经生物安全委员会审核，经实验室设立单位的法定代表人批准后发布实施。

3. 作业指导书一般应经使用科所的负责人审批后实施。

4. 各种管理记录、技术记录的格式经使用科所的负责人审批后实施。

六、应急预案

各相关业务部门应对新型冠状病毒肺炎的诊疗和检测等活动进行风险评估,依据评估结果制订相应的应急预案;制订新型冠状病毒肺炎诊疗和检测的操作规程,实时记录相关工作的全过程,并保证记录完整;确保单位生物安全管理体系有效运行,主管部门日常监管到位。

应根据各单位的实际情况,由管理部门和实验室共同组成团队进行应急预案的编制,按照管理职责分工落实责任。应关注应急预案的培训与演练,做好相关资源包括人员、处置技术、物资、交通、工具、救治药物的储备,并通过演练来检验应急预案流程和程序的有效性和适用性,避免出现与实际处置脱节的问题。

制订应急预案和工作流程。医疗机构应严格落实《国家卫生健康委办公厅关于进一步加强医疗机构感染预防与控制工作的通知》(国卫办医函〔2019〕480号),根据新型冠状病毒的病原学特点,结合传染源、传播途径、易感人群和诊疗条件等,建立预警机制,制订应急预案和工作流程。

突发事件应急工作应遵循预防为主、常备不懈的方针,贯彻统一领导、分级负责、反应及时、措施果断、依靠科学、加强合作的原则。应急预案应包括以下几点:

1. 应急预案要经过评审,正式发布。

2. 应急物资配备要齐全、充分。

3. 对实验室工作人员进行应急处置的培训、演练。

4. 实验室工作人员出现与本实验室从事的高致病性病原微生物相关实验活动有关的感染症状或体征时,相关部门负责人应向负责感染控制工作的机构或人员报告,同时派专人陪同及时就诊。

七、组织培训

1. 每年定期组织生物安全管理体系文件的培训与宣传贯彻,

并经考核,确保培训的有效性。

2. 不同的科所和部门应针对性地学习,务必熟悉和掌握与自身工作相关的内容,并遵照执行。

八、有效运行

对于建立发布的生物安全管理体系,各类人员应按照发布的管理体系文件要求执行和记录,确保生物安全管理体系有效运行。

1. 管理层应重视生物安全管理体系的建立与完善及持续有效运行。

2. 应做到全员宣传贯彻和参与。

3. 严格按照文件要求执行,并有记录。重点对人员培训、风险评估、活动过程、个体防护、危险废物处置、突发事件和职业暴露的处置等问题进行监督检查。

4. 确保所有影响因素及过程都处于受控状态。

5. 适时开展内部审核与管理评审,并持续改进。

九、管理体系文件的修订

1. 生物安全管理体系文件应在实际运行中不断修订完善,确保持续适用和有效。

2. 当单位组织结构变动时应及时组织修订。例如,科所调整、人员变动时都应该对生物安全管理手册、程序文件等相关内容进行修订。

3. 当生物安全相关法律法规、技术规范、标准和政策发生变化时,应组织人员及时修订完善。

4. 当开展新的实验活动时应新编制或完善相关的程序文件、作业指导书、记录表格。开展新型冠状病毒检测、研究等实验活动的实验室设立单位,管理层应在第一时间组织相关人员学习《医疗机构内新型冠状病毒感染预防与控制技术指南(第一版)》《新型冠状病毒感染的肺炎实验室检测技术指南(第二版)》《新型冠状病毒肺炎防控方案(第五版)》《关于医疗机构开展新型冠状病毒核酸检测有关要求的通知》(国卫办医函〔2020〕53 号)等相关文件。

生物安全委员会应组织开展新型冠状病毒实验活动风险评估活动,按照规定编制和修订与新型冠状病毒检验、检测活动相关的程序文件和作业指导书等,用于指导检验、检测活动和诊疗工作等。

(1)经过充分的风险评估,确保"风险在可控范围内"时才允许开展相关活动,并编制《新型冠状病毒活动风险评估报告》。

(2)核查《生物安全风险评估及风险控制程序》《生物安全培训与考核程序》《生物样本管理程序》《实验室人员准入管理程序》《设施和环境条件控制程序》《个人安全防护程序》《病原微生物实验活动安全作业程序》《实验室环境保护程序》《菌(毒)种和阳性标本管理程序等管理程序》等是否需要修订、完善。

(3)编制《新型冠状病毒样本采集作业指导书》《新型冠状病毒核酸检测作业指导书》《新型冠状病毒实验活动个人防护作业指导书》等必要的作业指导书。

(4)编制新型冠状病毒病原学检测各类技术记录和质量记录。

第三章　风险评估

　　风险评估是新型冠状病毒相关诊疗、采样与转运、检测、诊断等过程中风险控制的关键环节,只有通过风险评估才能识别上述各种活动过程中可能存在的相关风险,才能采取有针对性、科学有效的风险控制措施。各单位应重视各种活动的风险评估与风险控制工作,依据《实验室生物安全通用要求》(GB 19489—2008)和《病原微生物实验室生物安全通用准则》(WS 233—2017)要求,在开展实验活动前进行风险评估。做到有的放矢,把安全风险控制在最低程度,确保不发生人员感染等大的安全事故。

　　影响风险产生的因素包括:从事相关活动所处的环境条件;硬件设施设备规范性;操作人员的技术能力、身体与心理素质;操作的规范性;使用的器具是否可能具有风险;操作时是否存在产生气溶胶的风险;个体防护是否相适应;是否正确使用与丢弃防护装备;安全管理措施是否符合实际和落实到位;生物样本和菌(毒)种管理措施是否严密;废物处置是否符合要求。但要注意的是,同样的环境条件与设施设备条件,因不同的人员操作,其风险是不一样的。反之,同一操作人员在不同环境和硬件设施设备条件下从事同样的实验操作,其风险也不同。可见,风险评估务必要根据不同人员、不同硬件条件等可能带来的风险进行全面、有针对性和系统地识别,尤其不能照搬其他单位的风险评估资料,否则会带来更大的风险和安全隐患。

一、主要风险源

(一) 生物因子风险

生物因子风险包括已知和未知的感染风险,主要取决于病原微生物的生物学性状、传播途径与传播力、易感性、致病性、环境中的稳定性及是否具有预防和治疗措施等因素。

(二) 感染事故风险

开展其他相关机构和实验室已经发生的感染事故的分析与研究。当一个单位或实验室已经发生相关生物安全事故时,就应组织人员对所发生事故进行流行病学调查,查明事故的具体原因及可能产生的后果,评估其应急处置是否得当、有效,是否存在病原扩散和污染环境等风险。依据评估的结论采取具有针对性的有效措施进行风险控制,避免类似事故再次发生。

(三) 实验活动风险

实验活动风险主要来源于从事高致病性病原微生物实验操作。风险包括实验活动整个过程所涉及的相关因素,如病原微生物、人员、设施/设备条件、规范操作等。主要包括:①生物样本的采集、包装与转运、保存、使用(检测)、销毁等环节;②病原培养、常规检测、核酸检测等环节;③来自操作过程中使用的一些锐器具(如注射器、解剖器材等);④来自于操作时易产生气溶胶的一些环节,如离心、振荡、研磨、混匀、超声、接种、冷冻干燥等;⑤来源于实验人员的违规操作和操作失误等;⑥所涉及的硬件设施设备;⑦相关人员的专业能力、操作的规范性、身体和心理素质等方面。

(四) 设施设备风险

设施设备风险的来源主要包括硬件设施及防护装备和检测设备在设计、平面布局、气流组织及使用、运行及检修等环节涉及的风险。硬件设施的风险来自实验室设计、平面布局与隔离设施、气流组织、排风设计、围护结构密闭性等方面的缺陷或使用不当及出现故障等;防护装备和检测设备的风险主要是选型错误、配置不足、出现故障、不规范操作、使用有性能缺陷及未经定期检测的设备等。

（五）人员风险

人员风险主要包括相关人员的身体素质和心理素质、专业背景、技术能力、规范操作的忠诚度、是否独立完成操作、工作强度、持续时间和可能影响工作的压力等。另外，还包括准入审核、健康监护不规范，免疫预防措施不落实，个体防护措施不当及操作失误等。

（六）意外事件和事故带来的风险

在整个诊疗、护理、采样及检测等环节，无法绝对保证不出现意外，一旦出现意外和事故，都会给相关人员带来风险，如发生操作失误，出现溢洒、泄漏等就会带来环境污染、人员感染等风险。一旦发生意外，如果应急处置预案职责分工不明确、程序不清晰、响应不及时、采取的措施不当、人员能力不足，都会导致失去应急处置的最好时机，导致事件影响扩大，引起人员感染和疾病扩散等风险。另外，一旦发生意外事件，就会打乱原有工作秩序和安排，导致工作人员情绪紧张，而增加发生差错的概率及可能性。

（七）被误用和恶意使用的风险

如果在某个环节出现生物样本的安全控制和监控出现漏洞，导致被误用或被恶意使用，都会带来极其严重的后果和不可预测的风险，如导致病原扩散、人员感染，甚至疾病流行、环境污染等重大公共卫生事件。

（八）个体防护的风险

个体防护的风险主要源于：防护等级不够、防护装备短缺导致不得不反复使用；使用不符合标准和存在性能缺陷的产品；使用过期和不合格产品；不正确使用防护装备，穿戴和脱卸程序错误；个体防护装备使用后处理不符合要求，选择错误的消毒灭菌方法等。

(九) 感染性废物处置的风险

感染性废物处置的风险主要表现：①未严格分类，未采用规范包装和容器，无醒目规范的标识；②收集、储存、转运不符合规定，如出现不通过规定路径，未使用专用转运容器的情况；③在转运过程中发生感染性废物泄漏与溢洒等；④感染性废物不按照规定分类处置，未进行可靠消毒灭菌；⑤设施外人群可能接触感染性废物等；⑥因管理上的疏忽发生被偷、被盗和被误用等风险；⑦未按照规定交由具备专业处置能力和资格的机构处置；⑧临时储存点防鼠、防蝇及防昆虫的措施未落实，导致病原外溢等；⑨相关交接手续不完备等。

(十) 安保措施不落实的风险

安保措施不落实的风险主要表现：阳性新型冠状病毒样本和毒种未存放在独立空间，或无专用的存放设备，或未采取必要的安全防护措施，包括因无监控、报警，无出入控制与出入准入审核，"双人双锁"管理措施不落实，导致存在被盗、被抢、滥用和恶意使用的风险等。

新型冠状病毒相关诊疗、隔离治疗、采样与转运、检测与诊断过程中主要的风险源包括以下几方面：①新型冠状病毒本身感染性、致病性及传播、扩散性；②从事相关活动的人员资质、能力不符合；③相关的设施设备条件不足，导致防护等级等不符；④相关活动过程中产生的具有感染性的废物不当；⑤个体防护不符合要求；⑥操作的规范性、操作者技术能力与心理素质和身体素质不符合要求；⑦样本的安全管理与措施不到位，如样本采集、转运与运输、使用、保存和销毁；⑧实验室和废物消毒的有效性不可靠；⑨管理体系本身适用性不强；⑩其他可能导致的意外相关风险等。

二、不同活动环节可能存在的风险

预检分诊、诊疗、护理、样本采集、实验室检测与诊断、废物处置等活动过程可能存在的风险表现各不相同，根据诊疗、采样、实验室诊断与检测等特点,大致归纳总结如下。

(一) 预检分诊环节

1. 预检分诊人员在分诊过程中可能会和发热、疑似患者进行面对面对话,甚至接触,如果患者未戴口罩咳嗽,唾液则有可能飞溅到分诊人员的身体表面或脸部,如果分诊人员个体防护不到位则存在被感染的风险。

2. 预检分诊时可能遗漏个别还处于窗口期,未出现发热、咳嗽等症状的感染者,该类患者可能因接触导致其他周围人群被感染的风险增加。

3. 发热的疑似患者分诊后需要引导至发热门诊,在到达发热门诊途中,疑似患者极有可能和周围的人员近距离接触而导致感染的风险。

4. 如果分诊人员在预检分诊时防护不到位,防护装备使用错误,以及使用不符合国家标准要求的防护用品等,也有被感染的风险。

(二) 发热门诊诊疗环节

发热门诊极有可能接诊新型冠状病毒肺炎的疑似患者或新型冠状病毒感染者,再加上人员进出频繁、场地拥挤等原因,是一个高风险的职业场所。一旦医务人员及辅助人员防护疏漏,则极有可能被感染或相互传染。

发热门诊诊疗环节的风险主要有以下几方面:

1. 医护人员诊疗风险

(1)诊疗时医务人员一旦需要和疑似、确诊患者或感染者面对面,甚至直接接触,如果未采取必要的防护措施,如未戴医用防护口罩(N95 及以上级别)和手套、眼罩等必要的防护用品,或采取的防护措施不当等,则可能造成医务人员被感染。

(2)诊疗时如果需要和患者进行接触性诊疗,医务人员手部有可能沾染感染性物质,如果不及时更换污染的手套或进行手部消毒,也有可能导致感染或污染其他器具或场所。

(3)当患者处于发热期且具有传播性的情况下,一旦咳嗽时,若诊疗的医务人员又未戴防护面罩,则存在被喷溅和感染风险。

2. 诊疗环境设施风险

(1)发热门诊诊疗区域布局不合理、缺少有效物理隔断、人员拥挤、候诊区通风不良或气流组织不合理会导致人与人之间相互接触,并产生高浓度的感染性气溶胶,引起人员感染、环境污染等风险。

(2)诊疗区各工作区域分区不合理、隔离不严、流程不规范,可能导致交叉污染与人员感染。

(3)诊疗区未形成诊疗、检测、检查、配药的"一条龙"完整服务链条。如未设置影像学检查或配药服务区,而需要患者自己到放射科检查,或到药房配药,在患者的转移过程中有可能造成其他人员接触或感染。

3. 个体防护的风险

(1)在诊疗区因存在进食或饮水等和诊疗无关的活动,极可能导致人员感染事件的发生。

(2)医务人员在诊疗过程中发生防护用品意外脱落、破损或漏风等,也会导致相关风险。

(3)个体防护用品供应短缺、配备不足时,未经过有效消毒处理而重复使用,或处理时导致防护用品失效,必然会带来感染的风险。

(4)诊疗后离开诊疗区前,未按照规定程序脱卸防护用品和手消毒,也会带来身体沾染感染性因子和感染性因子扩散的风险。

(5)诊疗过程中用手触碰裸露的皮肤、眼睛或口罩表面时,有可能造成眼部或其他裸露皮肤的污染,导致感染的风险。

4. 废物处置风险

(1)如果对患者的排泄物或体液等处置不当或操作不规范,可能污染台面与器具及皮肤等,存在后续工作人员沾染感染性因子和被感染的风险。

(2)在诊疗过程中产生的各种废物(包括个体防护装备)未严格按照规定收集、分类、包装和消毒处理,会带来环境污染、被其他人员接触及感染性因子扩散等风险。

（3）个体防护用品和生活垃圾等未分类处置，包装不符合要求，无明显标识等，可能导致其他人员接触或被误用的风险。

5. 消毒的风险

（1）对诊疗区的空气及台面、地面及器具未配置消毒设备或消毒方法选择错误，可能导致交叉污染或人员感染。

（2）诊疗区相关废物，包括一般诊疗用品、器具和个体防护用品等未规范包装和有效消毒，可能带来感染的风险。

（3）使用过期、失效的消毒剂，以及消毒作用时间或温度不够等导致消毒不彻底，引起环境污染或人员感染的风险。

6. 其他可能存在的风险。

（三）隔离治疗环节

疑似和确诊病例的治疗过程包括诊治、采样、开放性手术及护理等，存在较大的风险，一般有以下几方面：

1. 患者治疗的设施与环境条件不符合《医院隔离技术规范》（WS/T 311—2009）要求，可能导致感染性因子的扩散、高浓度感染性气溶胶形成，引起人员感染。

2. 隔离设施设计、布局、隔断、通风（气流组织）不符合标准要求，可能导致人员交叉污染、感染性因子扩散、人员感染。

3. 医务人员未严格按照三级防护要求进行防护时，可导致其感染，甚至导致其他相关人员（家庭成员、社会人员）感染。

4. 使用不符合相关风险等级的防护措施，或防护用品使用不规范、穿戴程序错误时也会引起人员感染和感染性因子扩散。

5. 使用的防护用品存在缺陷、过期、失效或破损等。

6. 工作过程中发生防护用品脱落、破损、泄漏等意外。

7. 采样过程中被注射器、解剖器具等刺伤、割划伤。

8. 采样过程中被患者抓、咬伤或被呕吐物和咳嗽等开放性损伤、沾染或喷溅，发生样本渗漏、溢洒、丢失。

9. 手部意外触碰到感染性材料。

10. 隔离区通风不畅、通风设施出现故障。

11. 在进行气管插管、肺泡灌洗、体外循环及呼吸机、吸痰机操作等过程中可能被患者的体液喷溅和沾染,如果此时未穿戴隔离服和防护面罩等,很有可能导致医务人员感染。另外,如果隔离区的相关器具、物品消毒不到位,也有可能发生接触感染等。

12. 当隔离病区地面、病床、被褥、患者排泄物等未按规定进行消毒,可引起环境污染和人员感染。

13. 在治疗、护理、采样中医务人员发生滑倒、碰撞等意外,有可能导致感染性样本泄漏、溢洒及人员受伤或意外暴露等,造成人员感染。

14. 相关人员高强度、长时间连续工作,过度疲劳等导致睡眠不足、免疫力下降等,引起操作失误及感染等。

15. 相关人员违反管理规定,违反操作程序进行操作。

16. 隔离区域产生的各类废物,包括个体防护用品和生活垃圾等,不做分类处置、包装不规范、消毒不彻底,带来感染风险。

17. 诊疗过程中用手触碰裸露的皮肤、眼睛或口罩表面时,有可能造成污染眼部或其他裸露的皮肤,造成感染。

18. 因工作量过大、任务繁重,导致管理失效,脱离既定工作程序等导致风险加大。

19. 其他可能存在的风险。

(四) 患者转运环节

1. **转运交通工具**　转运时未采用符合规定要求的专用转运交通工具,有可能在转运途中和其他无关人员接触导致感染,带来病原扩散的风险。

2. **突发情况**　转运过程中遇到突发情况,未采取有效的安全控制措施所带来的风险;可能发生的交通事故或转运车辆故障等带来的相关风险;医务人员受到患者排泄物或体液等感染性材料的沾染引起的风险;未走规定路径可能带来的风险。

3. **转运后**　转运后相关物品及废物未按照规定要求进行消毒处理,可能带来人员感染和环境污染的风险。

4. 其他不可预知的风险。

(五) 采样环节

在进行发热、疑似和确诊病例样本采集时,存在很多不确定性,采样人员发生感染的风险比较大。采样环节的风险主要有三方面。

1. 采样人员 根据目前掌握的情况,各单位负责采样的人员各不相同,包括实验人员、护理人员、诊疗医务人员、疾控机构的流行病学调查人员及其他相关人员等。如果采样人员未经过严格的专业培训,不具备采样的技术能力或操作不规范,或采样场所的通风条件、个体防护措施等条件得不到保证时,就会存在各种相关风险,如人员感染、样本泄漏、污染环境及样本丢失等。具体如下:

(1)由未经过系统规范的专业培训的人员从事采样。

(2)采样过程中被血液、唾液等感染性材料沾染。

(3)个体防护不规范,如防护等级不够,防护用品穿戴不规范,穿戴和脱卸顺序不正确,使用过期、失效、不符合产品标准的物品等。

(4)采样人员专业技术不过硬,操作不熟练,出现失误或意外。

(5)样本管拿出实验室前未对样本管表面进行有效、可靠的消毒。

(6)样本装得过满,沾染试管帽和顶部。

(7)采样完成后未进行规范的手消毒。

(8)采样时被患者抓、咬伤。

(9)采集咽拭子等样本时被体液喷溅。

(10)室内通风不良,感染性气溶胶浓度过高。

(11)采样过程中发生防护装备破损、脱落、泄漏。

(12)长期疲劳工作导致的操作失误。

(13)身体抵抗力下降带来的被感染风险。

(14)使用各种锐器带来的伤害。

(15)采样过程中发生样本管盖帽松动、跌落、渗漏、溢洒、丢失等。

(16)防护用品未按照规定程序在规定区域脱卸。

(17)采样时患者不配合所引起的风险。

(18)样本管理发生疏漏,导致样本丢失等。

(19)其他可能存在的风险。

2. 样本包装环节 主要包括以下几点:

(1)使用的样本管不符合安全和质量要求,如新型冠状病毒相关样本未采用 A 类包装材料或带螺旋盖的样本管,样本管不符合抗压、防渗漏、抗跌落、耐冷冻等性能要求,发生样本管螺旋盖松动,导致泄露、溢洒及管盖脱落。

(2)采用不符合要求、存在质量缺陷的样本包装容器。

(3)样本管盛装的样本量过多、过量,沾染盖帽等。

(4)采样完成后未对样本包装外表面进行规范消毒。

(5)发生样本丢失。

(6)采样时样本放入样本管时出现失误,导致样本管跌落、溢洒、倾覆等。

(7)其他可能存在的风险。

3. 单位内部转运环节 主要包括以下几点:

(1)采用非专用包装袋和敞开未密封的容器转运。

(2)转运箱不符合规定的产品质量标准,导致转运箱不密闭。

(3)转运时未通过规定的路径转运,如未经过货物或污物通道,或通过载人电梯,在人员密集场所转运。

(4)转运人员未按照要求采取必要的个体防护措施。

(5)由未经过培训的人员进行转运。

(6)未按照要求办理转运交接手续。

(7)转运容器表面未张贴规定的标识。

(8)转运过程中发生转运容器跌落、倾覆、碰撞、破损等,导致样本泄漏、溢洒等。

(9)转运过程中发生样本丢失、被盗等。

(10)其他特殊情况下的风险。

(六) 样本检测和使用环节

样本的检测包括临床门诊的血常规、尿常规及便常规等检测,临床实验室的生化、免疫、病理等检测项目,疾控机构的病原学检测如病毒分离培养、鉴定、应急诊断等,以上检测项目操作过程中可能存在各种各样的风险,具体如下:

1. 设施设备风险

(1) 实验室环境设施条件和设备不能满足要求,如平面布局与分区、流程设计、通风设计、围护结构密闭性等不科学或存在设计缺陷等。

(2) 感染性材料的开放性操作环节未在生物安全柜等防护设备中进行,防护设备出现故障或性能不符合要求等。

(3) 离心、酶标仪和洗板机、冷冻真空干燥机、超声波、涡旋器及移液器等设备或器具使用、运行过程产生高浓度气溶胶的操作环节未采取必要的预防措施等。

(4) 自动化设备放置的区域气流不畅或无单向气流,产生的气溶胶出现聚集等。

(5) 操作过程中遇到突然停电,且未配备不间断电源或备用电源,导致生物安全柜等关键防护设备停止运行,发生感染新材料溢出等;生物安全柜内堆放过多器材,且未分区放置,导致排风通道阻挡或堵塞。

(6) 有气流组织的实验室因停电等原因出现失压或负压实验室出现正压等。

2. 操作风险

(1) 实验人员操作不规范,存在违规操作。

(2) 操作时发生样本管倾覆、溢洒,污染台面、设备表面及实验室空间等。

(3) 同一区域内有较多实验人员同时开展不同实验活动,实验室空间拥挤,人员较多,导致相互干扰等。

(4) 被注射器针头及其他锐器刺伤、割伤等;操作时设施、设备发生故障。

(5)操作过程中被感染新材料沾染、喷溅。

(6)操作时双臂频繁进出生物安全柜前窗,动作幅度过大,堵塞生物安全柜前窗下侧风道,以及双臂拿出生物安全柜前窗窗口时未进行手部消毒或更换手套等。

(7)实验过程中用手触碰眼睛和脸部裸露的皮肤等。

(8)实验完成后未对污染的实验材料、器具进行规范包装和消毒,实验人员离开实验室前未进行外表面消毒,防护用品未在规定区域脱卸,退出实验室的程序发生错误等。

(9)操作过程中其他人员频繁走动,实验室的门窗未按照要求在操作时关闭等。

(10)实验过程中发生样本被盗、丢失、恶意使用、误用等。

(11)实验过程中用未经消毒的手触碰生物安全柜以外的设备、器具及门把等部位。

3. 个体防护

(1)个体防护措施不符合规定等级,穿戴和脱卸程序不正确等。

(2)使用不符合国家标准的防护用品,操作中发生脱落、破损和被污染;使用失效、无效的用品。

(3)单独一人从事新型冠状病毒检测活动,以及在实验区域从事非实验活动,如化妆、进食和看手机等。

4. 消毒风险

(1)生物安全柜及消毒灭菌设备未按时进行性能检测,检测不符要求仍然投入使用等。

(2)实验完成后未对污染的实验材料、器具进行规范包装和消毒,实验人员离开实验室前未进行外表面消毒,防护用品未在规定区域脱卸,退出实验室的程序发生错误等。

(3)个体防护用品废弃时消毒与处置不规范等。

5. 人员管理风险

(1)未经生物安全知识和防护技能专业培训,且未经考核合格上岗,有实习、进修人员参与实验活动,以及允许免疫力低下、有过敏体质及孕妇参与实验活动等。

(2)实验期间操作人员存在发热、免疫功能低下或有过敏体质等情况；实验人员压力过大等。

(3)未制订应急预案和未开展应急预案的培训与应急演练，导致应急处置能力不足等。

(4)实验人员私自保留样本，擅自开展未经批准的实验研究等。

(5)实验过程中未对实验人员进行健康监护等。

6. 活动管理风险

(1)实验人员因工作强度与压力过大或工作持续时间过长导致过度疲劳、睡眠不足，引起免疫力下降及操作失误等。

(2)实验活动未按照规定要求进行申请批准，私自使用样本或擅自开展实验活动，导致人员感染等。

(3)未经批准擅自进行样本和培养物交换、交流和赠送。

(4)在不具备防护等级条件的硬件设施中开展实验活动。

(5)没有建立生物样本和毒种管理程序，未建立相关台账，对生物样本去向不明，可能带来误用、丢失或恶意使用的风险。

(6)存放生个样本和毒种没有独立区域和专用设备，没有必要的安保措施，带来的被盗与失窃的风险。

(7)没有规范的使用申请、审批、领用和交接的手续，带来的风险。

(8)在实验室内部的包装、转运和销毁不规范。

7. 发生其他不可预知的情况。

(七)样本保存环节

样本保存环节包括以下方面：

1. 实验室设立单位未建立样本和菌(毒)种管理程序和制度。

2. 样本和菌(毒)种未存放在专用设施、场所和专用设备中等。

3. 未落实专人保管，"双人双锁"管理措施。

4. 保存区域未配备监控、报警、温度监测等设施设备。

5. 安保措施不落实,未建立巡查制度。

6. 未建立样本和菌(毒)种台账明细等。

7. 生物安全管理部门对实验室保存的样本和菌(毒)种相关信息不了解、不掌握,未定期进行监督检查等。

8. 样本和菌(毒)种使用无出、入库手续或出入库手续不完备。

9. 领用交接记录不规范和信息不全等。

10. 样本包装材料不符合深低温冷冻要求,导致样本管破裂等。

11. 冷冻后出现标签脱落、模糊及样本管盖帽发生松动,样本管破裂导致泄漏,污染保存设备等。

12. 未分类、整齐摆放、精准定位,存在混放、杂乱无章现象等。

13. 发生被盗、被抢、差错及溢洒等。

14. 操作时未按要求穿戴个体防护装备,或穿戴不符合要求等。

15. 未经审批、未经授权的无关人员进入保存区域等。

16. 发生保存设施或设备故障,需要转移样本和菌(毒)种时发生意外等。

17. 样本接收、发放、检查核对未在专门区域和设备中进行等。

18. 管理责任部门安全监管不到位带来的操作不规范、放松警惕、管理松懈等风险。

19. 其他不可预测的风险。

(八)样本运输环节

此处样本运输是指跨区域的样本转移,与单位内部的转运存在很大差异。随着医疗机构建设发展和医共体建设,出现了新的变化,如不同院区间的转运、医共体上下级转运及委托第三方进行运输等,这些环节可能存在各种无法预知的风险。一般情况下,主要存在以下风险:

1. 委托第三方运输时,承运单位无相关的承运能力和安全风险控制能力,相关承运人员能力或责任心不强等。

2. 如果未与委托承运单位签订安全责任书,也未对其运输资质、能力、合法性等进行深入了解,且未明确各自责任,一旦运输过程中发生安全事故,将面临承担相关的安全和法律责任。

3. 未严格按照规定的要求进行包装,且样本管存在质量缺陷及运输箱不能满足相关性能等,可能导致样本管破裂,造成样本泄漏等。

4. 运输途中如果未充分落实安全措施和应急准备,一旦发生车祸或其他意外,就可能发生样本管倾覆、破裂而造成样本泄漏,无法及时开展应急处置,控制风险,从而导致交通工具被感染性物质污染,甚至导致感染性物质扩散,造成人员感染和环境污染,甚至引起疾病的流行等。

5. 如果运输过程中无专人负责安全监管,有可能导致样本被盗、被抢等,导致严重的生物安全事故。

6. 如果长途运输,室外环境温度过高,且未采取相应的保温措施,有可能导致样本中生物因子失去活性。

7. 未经批准擅自运输,包括准运证过期失效,仍然运输,一旦发生安全事故,造成感染性物质泄漏、人员感染等,不仅会带来严重的生物安全事故,同时还要承担相关的法律责任。

8. 运输途中样本发生丢失、被盗、被抢等。

9. 未对承担运输的人员进行相关培训,未经考核上岗等。

10. 通过非法途径进行运输,如通过公共交通工具私自携带、通过城市水源保护区运输等。

11. 相关记录信息不全,包括申请、手续审批、交接记录等。

12. 其他可能存在的风险。

(九) 废物处置环节

相关环节产生的废物尤其是具有感染性废物的处置,必须严格按照统一、分类、集中和安全的处置原则,以防发生人员感染和污染环境的安全事故。废物处置环节可能存在的风险点主要有:

1. 实验室或诊疗、隔离病房等场所的废物未严格分类,将感染性和一般废物混放,造成人员感染和环境污染等。

2. 各种锐器如注射针头、手术刀片、玻璃片及尖锐的移液器吸头等废物未使用专用锐器盒收集,而是随意放入一般的污物袋或桶,造成人员伤害或感染。

3. 处置人员未经过专业培训,缺乏处置能力等。

4. 相关的培养物或被污染的器具及样本等废物未按照规定先进行压力灭菌,直接带出实验室或隔离区域。

5. 带出实验室前未对包装袋或容器的外表面进行充分消毒,或包装袋未扎紧、密封,或转运容器不密封等。

6. 在发热门诊、隔离病房和实验室使用过的防护用品未进行充分消毒,按照一般废物处理。

7. 转运途中未采用密封容器,造成溢洒、包装袋破损等。

8. 转运时未走专用通道,通过人流集中区或以载人电梯转运。

9. 废物未按照规定存放在临时存放点。

10. 存放点无警示标识和保护措施。

11. 无交接记录。

12. 废物被偷、被盗。

13. 处理废物过程中未采取个体防护或防护不当。

14. 操作中被刺、割伤或其他伤害。

15. 其他。

(十) 应急处置环节可能存在的风险

1. 管理体系　如果管理体系文件中的有关规定不符合单位实际,一旦遇到问题会直接影响突发事件的快速有效处置。

2. 应急预案　未制订应急预案,或应急预案中事故报告程序、处置流程等流程不明确,预案中针对响应、预案启动等规定不清晰可能导致无法迅速及时处置,带来相关风险;如果应急预案中部门职责不明确,通信不畅通,将导致应急工作混乱,影响应急处置效果等。

3. 责任人　相关责任人处置能力不足导致处置失误,采取的处置措施不力、不迅速等都可能产生后续问题,造成事故影响进一步扩大;如果应急预案中主要责任人发生变动,未及时进行更新,也会导致应急处置机制失灵。

4. 预案演练　预案培训不充分,演练不到位,存在走过场现象,可能导致相关人员不具备处置能力,延误处置最佳时机。

5. 物品储备　平时应急处置物品储备不足或配置不到位,遇到重大事件时,将没有充分的技术能力和处置物品,直接影响突发事件的处置。

6. 应急队伍　如果应急队伍不稳定或未重视相关的人员储备,一旦出现重大安全事件,将难以应对;参加处置队伍中的一线人员个体防护不到位或穿戴流程错误等也可导致相应风险。

7. 问题分析　对发生事故的分析评估或总结整改不准确、不充分可能带来的风险。

8. 其他可能存在的风险。

（十一）风险评估和风险控制环节

风险评估和风险控制环节包括:

1. 未对所开展的实验活动进行风险评估,凭经验或主观想象进行操作。

2. 风险评估活动走过场、流于形式、未针对单位和实验室的实际情况、照搬照抄他人的风险评估资料,可能会带来更大的风险。

3. 参与风险评估的人员专业素质无法满足工作要求,评估后得出的风险控制措施可能存在缺陷和不准确。

4. 风险评估时未对所有相关项目和活动进行评估,或未对所有相关的风险源进行风险识别和评估,未被评估的项目仍存在风险。

5. 实验室采取的风险控制措施未依据风险评估的结论,而是凭经验主观判断。

6. 国家或行业标准对风险的控制和防护方案已经发生大的变化,单位仍然依据原有的评估结论进行风险控制,导致新的风险发生。

7. 在风险评估中对一些未知风险、次生风险认识不足,引起大的安全隐患和事故。

8. 在识别样本和菌(毒)种整个检测周期中,各环节存在的风险识别不准确或有遗漏,导致安全隐患。

9. 采取的风险控制措施缺少针对性、科学性及操作性,无法达到风险控措施的应有效果。

10. 参加风险评估人员组成不合理,缺少专业技术专家等。

11. 风险评估报告未经法人代表批准、未及时定期评审。实际操作中未按照风险评估报告中的要求进行风险控制,控制效果会受到不同程度影响,甚至带来安全隐患和事故。

12. 其他可能存在的风险。

三、风险控制策略

风险控制需要科学的方法和针对性的措施,风险识别为风险控制服务。首先将所有相关的风险点识别出来,通过分析汇总,提出需要关注的主要风险点,经过风险评价后,再确定需要应对的主要风险,对主要风险采取必要的风险控制策略进行控制。因此,风险控制需要讲究方法和策略,主要包括六个方面。

1. 消除 考虑通过替代和／或改用方法、流程消除风险,如替代材料、改变流程等。

2. 减少 对不可消除的风险,可采用降低使用量、减少实验次数和使用次数等方法降低其发生概率及危害性。

3. 隔离 通过时间和空间的隔离,避免与人和环境接触,如生物安全柜、高等级防护实验室等。

4. 保留 风险导致的后果不严重或可控制,但又不能消除时,可以考虑保留风险。

5. 转移 将风险从关键或重要部位转移到次要、非关键部位,如实验室选址、布局的位置远离人员多的地方等。

6. 控制 通过管理、技术措施等控制风险的发生和危害程度,如培训、演练、技能考核、审批流程、准入制度等。

四、风险评估应注意的关键点

风险评估除应逐个环节识别上述风险点外,还应特别关注以下几个重点风险源:

1. 次生风险 除在识别各种风险点外,还更应关注新型冠状病毒感染或溢洒等意外可能带来的次生风险。如医务人员或实验室检测人员等发生感染后,不按照规定要求进行隔离治疗,则有可能带来同事、家人等有过接触的人员感染发病等次生风险。

2. 风险的叠加效应 叠加效应是指几种风险叠加后所带来的后果,可能比单一风险成倍放大。例如,一个实验人员未经过准入审核从事高风险实验活动,就可能发生操作意外(如溢洒)等,如果这位实验人员存在免疫缺陷,则可能导致感染后发病致死的严重后果;如该实验人员感染后未及时隔离救治,又会导致周围人员感染,最后有可能导致疾病的扩散与流行。因此,必须采取各种有力的控制措施,杜绝风险叠加。

3. 未知风险 新型冠状病毒是一种新发现的病原体,对其致病性、传播途径和致死率等特性目前认识十分有限;在风险识别时,应特别关注可能存在的各种未知风险,如是否能通过粪 - 口途径或其他目前未知的传播途径传播,必要时采取可行的控制措施,如避免接触、勤洗手等措施,以防止意外感染。

4. 风险评估时机 按照风险评估的原则,评估活动一定在开展活动之前进行。在整个操作过程中,应采取什么等级的防护,实验活动应该在哪个防护等级的实验室进行,均取决于风险评估得出的结论。绝不是实验活动结束后或进行过程中再进行评估。

5. 新方法和新技术 针对新型冠状病毒的特殊性与对其认识的有限性和局限性,选择消毒方法、防护措施及新技术时应谨慎。在充分评估基础上,对其灭菌效果的可靠性及有效性等进行论证后才能应用。

6. 评估的时效性 风险评估结论不是一劳永逸,而要具有时效性,随时跟踪实际情况的变化,及时进行重新评估。当人员、实验环境条件、设施设备等发生较大的变化或新增检测项目等时,均应及时重新评估。

第四章 实验室设施设备要求

一、实验室检测的安全防护等级要求

根据《中华人民共和国国家卫生健康委员会公告》(2020 年第 1 号)及《新型冠状病毒肺炎防控方案(第五版)》规定与要求,将新型冠状病毒肺炎纳入《中华人民共和国传染病防治法》规定的乙类传染病,并采取甲类传染病的预防、控制措施。

标本采集、运送、存储和检测按第二类高致病性病原微生物管理,按照《病原微生物实验室生物安全管理条例》及《可感染人类的高致病性病原微生物菌(毒)种或样本运输管理规定》(卫生部令第 45 号)及其他相关要求执行。

根据《新型冠状病毒实验室生物安全指南(第二版)》要求,新型冠状病毒的实验室各类检测需要在不同防护级别的生物安全实验室中进行,如:

1. 病毒分离培养(是指分离、培养、滴定、中和试验、活病毒及其蛋白纯化、病毒冻干及产生活病毒的重组实验等)的相关操作,应当在生物安全三级(BSL-3)实验室的生物安全柜内进行。

2. 未经培养的感染性材料的操作应当在生物安全二级(BSL-2)实验室进行,同时采取 BSL-3 实验室的个体防护。这里"未经培养的感染性材料"是指在采用可靠的方法灭活前进行的病毒抗原、血清学、核酸的检测和生化分析及临床样本的灭活操作等。

3. 灭活材料的操作是指感染性材料或活病毒在采用可靠方法灭活后进行的病毒抗原、血清学、核酸的检测和生化分析等操作；应当在 BSL-2 实验室进行。

4. 分子克隆等不含致病性活病毒的其他操作，可以在生物安全一级 BSL-1 实验室进行。

因此，需要开展新型冠状病毒的相关实验室检测，首先应具备必要的硬件设施，否则存在很大的安全风险，甚至可能带来不可控的后果，如带来感染性材料的"逃逸"、人员感染和污染环境，甚至导致疾病的扩散与流行。

二、实验室检测的硬件设施要求

实验室硬件设施是开展新型冠状病毒相关检测的基础条件，也是控制操作过程中病原扩散的关键隔离防护措施，根据上述不同的实验材料，应具备不同防护条件的实验室硬件设施。

《病原微生物实验室生物安全管理条例》相关条款中将生物安全实验室分为四个生物安全等级（biosafety level，BSL），即 BSL-1、BSL-2、BSL-3 和 BSL-4，其中 BSL-4 实验室防护等级最高，BSL-1 实验室防护等级最低。

依据《实验室生物安全通用要求》（GB 19489—2008）、《生物安全实验室建筑技术规范》（GB 50346—2011）及《病原微生物实验室生物安全通用准则》（WS 233—2017）要求，在各种常规检测的实验活动中 BSL-2 实验室是数量最多、分布最广、最为适合各地各部门开展日常检测和应急检测的物理设施。因此，在 BSL-2 实验室的建设中存在的问题也较多，导致各种安全隐患，需要引起高度重视。

（一）生物安全一级实验室

BSL-1 实验室一般适用于对人或动物没有致病性和感染性的实验材料的操作。BSL-1 实验室的基本要求如下：

1. 实验室的门应有可视窗并可锁闭，门锁及门的开启方向应不妨碍室内人员逃生。

2. 应设洗手池,宜设置在靠近实验室的出口处。

3. 在实验室门口处应设存工作衣或挂衣装置,可将个人服装与实验室工作服分开放置。

4. 实验室的墙壁、天花板和地面应易清洁、不渗水、耐化学品和消毒灭菌剂的腐蚀。地面应平整、防滑,不应铺设地毯。

5. 实验室台柜和座椅等应稳固,边角应圆滑。

6. 实验室台柜及其上面物品的摆放应便于清洁,实验台面应防水、耐腐蚀、耐热和坚固。

7. 实验室应有足够的空间和台柜,以摆放实验室设备和物品。

8. 应根据工作性质和流程合理摆放实验室设备、台柜、物品等,避免相互干扰、交叉污染,并应不妨碍逃生和急救。

9. 实验室可以利用自然通风。如果采用机械通风,应避免交叉污染。

10. 如果有可开启的窗户,应安装可防蚊虫的纱窗。

11. 实验室内应避免不必要的反光和强光。

12. 若操作刺激或腐蚀性物质,应在 30m 内设洗眼装置,必要时(风险较大时)应设紧急喷淋装置。

13. 若操作有毒、刺激性、放射性挥发物质,应在风险评估的基础上,配备适当的负压排风柜。

14. 若使用高毒性、放射性等物质,应配备相应的安全设施、设备和个体防护装备,应符合国家、地方的相关规定和要求。

15. 若使用高压气体和可燃气体,应有安全措施,并应符合国家、地方的相关规定和要求。

16. 应设应急照明装置。

17. 应有足够的电力供应。

18. 应有足够的固定电源插座,避免多台设备使用共同的电源插座。应有可靠的接地系统,应在关键节点安装漏电保护装置或监测报警装置。

19. 供水和排水管道系统应不渗漏,下水应有防回流设计。

20. 应配备适用的应急器材,如消防器材、意外事故处理器材、急救器材等。

21. 应配备适用的通信设备。

22. 必要时,应配备适当的消毒灭菌设备。

(二) 生物安全二级实验室

BSL-2 实验室适用于能够引起人类或动物疾病的操作,但一般情况下对人、动物或者环境不构成严重危害,传播风险有限。实验室感染后很少引起严重疾病,并且具备治疗和预防措施的微生物相关实验材料。

《病原微生物实验室生物安全通用准则》(WS 233—2017)将 BSL-2 实验室分成普通型 BSL-2 实验室和加强型 BSL-2 实验室两个类型。下面分别就其设计和建筑要求等进行介绍。

1. 普通型 BSL-2 实验室基本要求(图 4-1)

(1)实验室主入口的门、放置生物安全柜的实验间的门应可自动关闭;主实验室入口处的门应有出、入控制措施。

(2)实验室工作区域外应有存放备用物品的条件。

(3)应在实验室或所在的建筑物内配备压力蒸汽灭菌器或其他适当的消毒、灭菌设备,所配备的消毒、灭菌设备应以风险评估为依据。

(4)应在实验室工作区配备洗眼装置,必要时在每个工作间配备洗眼装置。

(5)应在操作病原微生物及样本的实验区内配备Ⅱ级生物安全柜。

(6)应按产品的设计和使用说明书的要求安装和使用生物安全柜。

(7)如果使用管道排风的生物安全柜,应通过独立于建筑物的其他公共通风系统的管道排出。

(8)实验室入口处应有生物危害标识,出口处应有逃生发光指示标识;适用时,应符合《实验室生物安全通用要求》(GB 19489 — 2008)6.2 条款的要求。

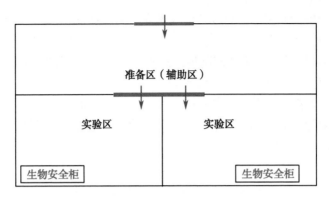

图 4-1 普通型生物安全二级实验室平面布局示意图

2. 加强型 BSL-2 实验室的基本要求(图 4-2)

(1)使用时,应符合上述普通型 BSL-2 的所有要求。

(2)加强型 BSL-2 实验室应包含缓冲间和核心(操作)工作间;

(3)缓冲间可兼作防护服更换间。必要时,可设置准备(辅助)间和洗消间等。

(4)缓冲间的门宜能互锁,如果使用互锁门,应在互锁门的附近设置紧急手动解锁开关。

(5)实验室应设洗手池,水龙头开关应为非手动式,宜设置在靠近出口处。

(6)采用机械通风系统,送风口和排风口应设防雨、防风、放杂物、防昆虫及其他动物的措施;新风口应远离污染源和排风口,排风系统应使用高效过滤器过滤。

(7)核心工作间内送风口和排风口布置应符合定向流的原则,利于减少房间内的涡流和气流死角(图 4-3,图 4-4)。

(8)核心工作间气压相对于相邻区域应为负压,压差不宜低于10Pa。在核心工作间入口的显著位置,应安装显示房间负压状况的压力显示装置。

(9)应通过自动控制措施保证实验室压力及压力梯度的稳定性,并可对压力异常情况报警。

(10)实验室的排风应与送风连锁,排风先于送风开启,后于送风关闭。

(11)实验室应有措施防止产生对人体有害的异常压力,围护结构应能承受送风机或排风机异常时导致的空气压力载荷。

(12)核心工作间温度 18~26℃,噪音低于 68dB。

(13)实验室内应配置压力蒸汽灭菌器,以及其他适用的消毒设备。

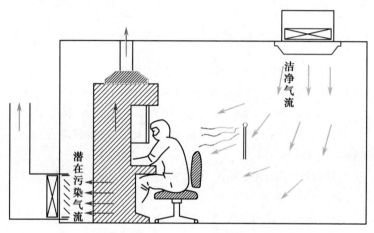

图 4-2 加强型生物安全二级实验室平面布局示意图

(三)核酸检测实验室

核酸检测实验室,又称 PCR 实验室,是用于病毒或细菌等微生物基因 PCR 检测的硬件设施,其实验室具有独有的设计要求,现简要介绍如下。

1. **主体结构** 围护结构主体一般采用彩钢板或铝合金等材料。室内所有阴角、阳角均采用 50° 以内的圆弧角,有利于解决污染、积尘、不易清扫等问题。维护结构要求牢固、线条简明、美观大方、密封性好,并设置观察窗(图 4-5)。

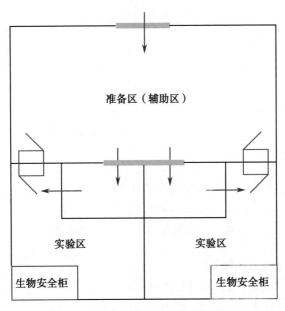

图 4-3　生物安全实验室气流组织模式图

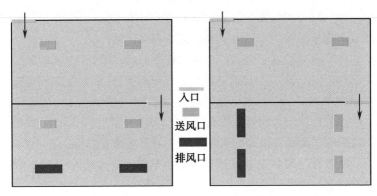

图 4-4　生物安全实验室送风口和排风口位置设置示意图

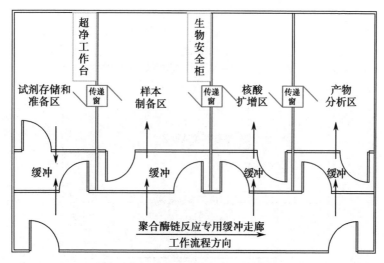

图 4-5　核酸检测实验室平面示意图

2. 分区与气流组织

（1）功能分区：按照操作流程和功能分区，一般将 PCR 实验过程分成试剂准备、样本处理（核酸提取）、核酸扩增和产物分析四个独立的实验区，每个区域应严格分开，有效隔离。为了便于实验器材进、出，建一个区间设置密闭性能好的传递窗十分必要。

如果配有实时荧光定量 PCR 仪等一体化设备，不需要进行电泳或产物分析时，可以相应调整或减少相关区域。

整个 PCR 实验区域有一个整体缓冲走廊。每个独立实验区与走廊间应设置缓冲，同时各区通过气压调节，使整个 PCR 实验操作过程中的试剂和标本免受气溶胶的污染，并降低样本中感染性生物因子和扩增产物对操作人员及实验环境的危害和污染。样本制备区除了要保证样本不受污染，更要满足生物安全的防护要求。

在缓冲区和 PCR 扩增区可安装排风扇往外排风，在实验区的外墙和各扇门上都安装有风量可调的回风口，空气通过回风口向室内换气。要注意防止实验环境对核酸制备区的影响，防止造成污染。核酸提取操作应在生物安全柜中进行，在样本处理区如涉及致病性病原微生物,特别是诸如新型冠状病毒等高危害等级的感染性材料操作时,此区与相邻区域最好设计成负压环境,确保生物因子不"逃逸"、扩散到其他区域,确保实验人员与实验环境安全。

(2)各区仪器设备的配置要求:各个工作区域仪器设备与器具配置标准如下。

1)试剂储存和准备区

①净化工作台。

② 2~8℃和 –15℃冰箱。

③混匀器。

④微量加样器(覆盖 1~1 000μl)。

⑤移动式紫外线灯(近工作台面)。

⑥消耗品:一次性手套、一次性吸水纸、耐高压处理的离心管和加样器吸头(带滤芯)。

⑦专用工作服和工作鞋。

⑧专用办公用品。

⑨废物桶 / 袋。

2)标本制备区

①Ⅱ级生物安全柜。

② 2~8℃冰箱、–20℃或 –80℃冰箱。

③高速台式冷冻离心机。

④混匀器。

⑤水浴箱或加热模块。

⑥微量加样器(覆盖 1~1 000μl)。

⑦移动式紫外线灯(近工作台面)。

⑧消耗品:一次性手套、一次性吸水纸、耐高压处理的离心管和加样器吸头(带滤芯)。

⑨专用工作服和工作鞋。

⑩专用办公用品,如需处理大分子 DNA,应具有超声波水浴仪。

3）产物扩增区

①核酸扩增仪（PCR 仪）或荧光定量 PCR 仪等。

②微量加样器（覆盖 1~1 000µl）。

③移动式紫外线灯（近工作台面）。

④消耗品：一次性手套、一次性吸水纸、耐高压处理的离心管和加样器吸头（带滤芯）。

⑤专用工作服和工作鞋。

⑥废物桶／袋。

⑦相关耗材等。

4）扩增产物分析区：视检验方法不同而定，基本仪器设备如下。

①凝胶成像仪或紫外检测仪。

②微量加样器（覆盖 1~1 000µl）。

③移动式紫外线灯（近工作台面）。

④消耗品：一次性手套、一次性吸水纸、加样器吸头（带滤芯）。

⑤专用工作服和工作鞋。

⑥废物桶／袋。

⑦相关耗材等。

3. 注意事项

（1）各工作区域必须有明确的标识，避免不同工作区域内的设备、物品及防护用品混用。

（2）进入各工作区域必须严格按照单一方向进行，即试剂储存和准备区→标本制备区→产物扩增区→产物分析区。

（3）不同的工作区域使用不同的工作服（建议在不同区域使用不同颜色的防护服和手套、帽子等）。工作人员离开各工作区域时，不得将工作服穿戴出实验室或在各区来回行走，应先消毒后再带出实验区。

（4）其他事项可参照《临床基因扩增检验实验室管理暂行办法》。

（5）为了防止感染性因子"逃逸"和扩散，样本制备区应确保将感染性因子控制在最小范围，建议设计成相对负压的环境，更有利于风险控制。

4. 消毒要求 在四个实验区、三个缓冲区顶部及传送窗内部安装紫外线灯,供消毒用。在试剂准备区和标本制备区还应设置移动式紫外线灯,对实验台面进行局部消毒,并需要配备其他必要的消毒设备。

5. 传递窗 各区之间的传递窗应采用不锈钢材料制作,且传递窗应通过机械互锁结构和压力控制措施保证和维持相邻两个区域气压压差,在试剂和标本传递过程中传递窗的两扇门不能同时打开,只有一扇门关上后,另一扇门才能打开,两个区域的空气应避免交换,能够维持设计的压力差;传递窗主要用于样本和实验物品的传递,以此保证人流、物流分离,避免交叉污染。

6. 地面 建议使用聚氯乙烯(PVC)卷材或自流坪地面,如有条件可以采用塑胶材料,以确保整体性,便于清扫,并且耐腐蚀、防滑。没有条件的也可采用水磨石地面或大块的地砖(800mm × 800mm)。接缝需要小于 2mm,并可靠密封。

7. 照明 要选用净化灯具,光线均匀、不刺眼,要具备便于清洗、不积尘的灯具特点。

三、实验室防护装备

BSL-2 实验室除了需要实验室内部合理的专业流程设计和平面布局、功能分区、气流组织、规范的排风管道布置外,内部配备必要的防护设备也极为重要,也是确保实验室生物安全的基本要求。

安全防护设备一般是用于实验操作过程中将具有感染性的病原微生物和实验人员、实验环境有效"隔离",避免发生感染性材料的"逃逸"、扩散,造成环境污染及人员感染。生物安全防护装备一般包括生物安全柜、负压通风橱、独立通风笼具、负压解剖台及用于去污染的消毒设备,如过氧化氢消毒机、甲醛熏蒸器、压力灭菌器等。

相关安全防护设备配置一定要根据风险评估的结论和面对的风险大小,来决定设备的种类、型号、性能等,同时根据开展实验活动和材料的风险等级进行配置。

这些防护设备主要用于预防高风险检测环节可能产生的风险

控制。如高／超速离心机、真空冷冻干燥机、酶标仪和洗板机运行等，必要时应在相应的防护装备中进行，防止或消除人员感染、病原扩散等安全隐患。

（一）生物安全柜

BSL-2 实验室中使用最普遍的安全防护装备是生物安全柜，尤其是Ⅱ级生物安全柜。下文对Ⅱ级生物安全柜的基本性能、选型、摆放位置、安装、维护与使用进行介绍。

1. 生物安全柜基本性能　生物安全柜（biological safety cabinets, BSCs）是用于不同等级生物安全实验室，开展实验诊断和病原学、血清学、基因检测及病原培养等样本检测，保护实验操作者、实验环境及实验材料不受污染的专用防护装备。

生物安全柜是实验室生物安全的一级安全隔离屏障，也是实验室最为关键的安全防护设备。最主要和关键的部件是高效空气过滤器（high efficiency particulate air filter, HEPA filter，以下简称"高效过滤器"），它对直径为 0.3μm 粒子的捕获率达到 99.999%。

根据其气流及隔离屏障设计结构的特点，生物安全柜一般可分为Ⅰ、Ⅱ、Ⅲ 三个等级的产品。其中Ⅱ级生物安全柜又可分为 A1、A2、B1、B2 四种型号。

下文重点就Ⅱ级生物安全柜的基本情况作一介绍。

（1）Ⅱ级生物安全柜分类：Ⅱ级生物安全柜按照其排放气流占系统总流量的比例及内部结构设计的不同分为 A1、A2、B1、B2 四个型号。

Ⅱ级生物安全柜的主要特点是实验人员可以通过前窗操作口在安全柜内进行操作，对实验人员、实验对象和环境可起到保护作用。

前窗操作口向内吸入的负压气流用于保护实验人员的安全，排出的气流经高效过滤器过滤后，成为垂直下降的洁净气流，用以保护实验对象（样本），另一部分气流经高效过滤后排出，使环境免受危害。污染气流经高效过滤器过滤后排出，可以完全达到保护环境不受污染的目的。

四种型号的Ⅱ级生物安全柜，其各自的基本性能特点如下：

1) Ⅱ级 A1 型生物安全柜(图 4-6)

①前窗操作口流入气流的最低平均流速为 0.4m/s。

②下降气流为生物安全柜的部分流入气流和部分下降气流的混合气体,经过高效过滤器过滤后垂直下送到工作区。

③污染气流经高效过滤器过滤后可以排到实验室或经安全柜的外排接口与排风管道连接排到室外大气中,一般采用套式连接方式。

④安全柜内的污染部位均处于负压状态或者被负压通道和负压通风系统包围。

⑤Ⅱ级 A1 型生物安全柜不能用于有挥发性有毒化学品和挥发性放射性核素的实验。

⑥70% 气流经高效过滤后循环使用,30% 高效过滤后排到室内或室外。

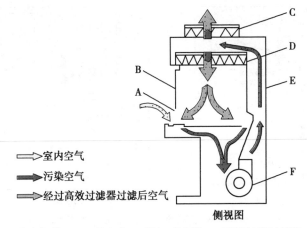

A. 前窗操作口;B. 观察窗;C 排气过滤器;D. 下降气流过滤器;
E. 压力排气系统;F. 风机。

图 4-6 Ⅱ级 A1 型生物安全柜结构和气流模式示意图

2) Ⅱ级 A2 型生物安全柜(图 4-7)

①前窗操作口流入气流的最低平均流速为 0.5m/s。

②下降气流为生物安全柜的部分流入气流和部分下降气流的

混合气体,经过高效过滤器过滤后垂直下送到工作区。

③污染气流经高效过滤器过滤后可以排到实验室或经安全柜的外排接口与排风管道连接排到室外大气中。

④安全柜内的所有生物污染部位均处于负压状态或者被负压通道和负压通风系统环绕。

⑤Ⅱ级 A2 型生物安全柜可以用于以微量挥发性有毒化学品和痕量放射性核素为辅助剂的微生物实验,但必须连接功能合适的排风罩。

⑥70% 气流经高效过滤后循环使用,30% 高效过滤后外排到大气中。

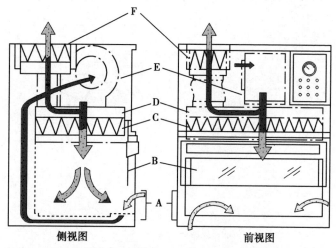

⟹ 室内空气　➡ 污染空气　⟹ 经过高效过滤器过滤后空气

A. 前窗操作口;B. 观察窗;C. 下降气流过滤器;D. 压力排气系统;
E. 风机;F. 排气过滤器。

图 4-7　Ⅱ级 A2 型安全柜结构和气流模式示意图

3)Ⅱ级 B1 型生物安全柜(图 4-8)

①前窗操作口流入气流的最低平均流速为 0.5m/s。

②下降气流大部分由未污染的气流循环提供,经过高效过滤

器过滤后垂直下送到工作区。

③大部分污染的下降气流经高效过滤器过滤后通过专用的排气管道（硬连接）排到实验室外的大气中。

④安全柜内的所有生物污染部位均处于负压状态或者被负压通道和负压通风系统包围。

⑤如果挥发性有毒化学品或放射性核素随空气循环，不影响实验室操作或实验在安全柜的直接排风区域进行，那么Ⅱ级B1型生物安全柜可以用于以微量挥发性有毒化学品和痕量放射性核素为辅助剂的微生物实验。

⑥70%气流经过滤后外排（要求排到室外），由实验室空气补充；30%气流经过滤后循环使用。

⑦安全柜需要有与建筑物排风系统相连接的排风接口，但应独立于建筑物通风系统。

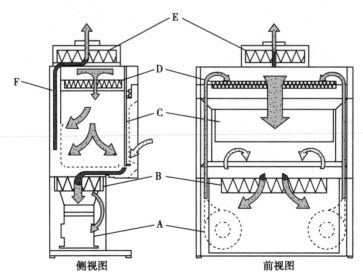

侧视图　　　　　　　　前视图

⟹ 室内空气　■⟹ 污染空气　⟹ 经过高效过滤器过滤后空气

A.风机；B.下降气流过滤器；C.观察窗；D.负压排气系统；
E.排气过滤器；F.负压排气系统。

图 4-8　Ⅱ级 B1 型安全柜结构和气流模式示意图

4) Ⅱ级 B2 型生物安全柜(全排型)(图 4-9)

①前窗操作口流入气流的最低平均流速为 0.5m/s。

②下降气流来自经过高效过滤器过滤的实验室或室外空气(即安全柜排出的气体不再循环使用)。

③流入气流和下降气流经高效过滤器过滤后通过专用排气管道(硬连接)排到实验室外的大气中,不允许回到安全柜和实验室中。

④安全柜内的所有生物污染部位处于负压状态或者被负压通道和负压通风系统包围。

⑤如果挥发性有毒化学品或放射性核素随空气循环,不影响实验室操作或实验在安全柜的直接排风区域进行,那么Ⅱ级 B2 型生物安全柜可以用于以挥发性有毒化学品和放射性核素为辅助剂的微生物实验。

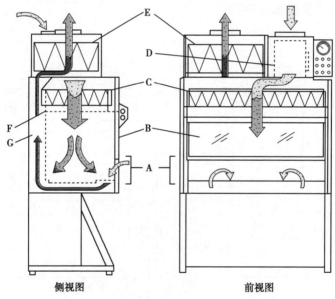

侧视图　　　　　　　　　　前视图

⟹ 室内空气　➡ 污染空气　⟹ 经过高效过滤器过滤后空气

A. 前窗操作口;B. 观察窗;C. 下降气流过滤器;D. 风机;E. 排气过滤器;
F. 散流器;G. 负压排气系统。

图 4-9 Ⅱ级 B2 型安全柜结构和气流模式示意图

(2)生物安全柜的选型:在众多的生物安全柜中,如何选择适用于本实验室的种类和型号,取决于本实验室涉及的样本、材料的危害程度及个体防护要求,还应根据是否暴露于放射性核素和挥发性、有毒化学品等因素来决定。

1)选型:如实验室需要操作挥发性或有毒化学品,或者涉及具有痕量放射性核素的实验材料,就不应选用将空气重新循环排入实验室内的生物安全柜,如 A1 型生物安全柜,而应根据其浓度高低、危害大小,选择Ⅱ级 B1 型生物安全柜和Ⅱ级 A2 型生物安全柜(需要外接独立套管式排风管道)。B2 型生物安全柜(也称全排型生物安全柜)主要适用于操作含有放射性核素和挥发性有毒化学品的实验材料。

从避免交叉污染的角度考虑,用于病原微生物核酸提取的生物安全柜宜采用全排型生物安全柜,防止样本受到核酸污染。

一般情况下,生物安全柜选型的总要求是适用原则,符合要求即可。

2)尺寸大小:生物安全柜的宽度一般有 1.2m、1.5m 和 1.8m 三种尺寸,不同尺寸的生物安全柜选择主要根据实验室空间大小、操作人员的人数及实验材料的数量来选择。一般有单人和双人之分,也有微型台式的生物安全柜,各实验室应根据具体情况加以选择。

2. 生物安全柜的摆放位置　生物安全柜一般要求放置在实验室核心操作区的最末端,即排风口一侧,受人员、开门气流及空调气流干扰最小的位置,不得将生物安全柜放置在操作间的门边、房间中央、人员走动频繁或空调气流正面等影响前窗风幕屏障的位置。总的要求是放置在干扰小和送风口的对角下风向,即远离实验室入口处的位置;放在离背侧墙体 30cm,并离顶部天花板保持 30cm 距离。留出维护、检修和检测的通道。

3. 生物安全柜的安装

(1)人员资质:生物安全柜的安装应由供应商指定的专业技术人员进行。

（2）排风管道连接方式：根据生物安全柜的型号决定排风管道的连接方式。一般情况下，A型生物安全柜的排风是可以直接排到实验室内的，不需要特别的独立排风管道；但是如果操作的材料包含有挥发性、腐蚀性和痕量的放射性核素辅助材料，则需要将生物安全柜的排风排到实验室外部。可通过套管式排风罩（排风套管，俗称软连接）将气体排到实验室外的大气中（图4-10）。而B型生物安全柜则必须通过专用独立的排风管道（焊接方式，俗称硬连接）排到室外大气中，排风管道应避免使用易腐蚀、易老化、易开裂的材料，且排风管道应保持平直，不得出现向下弯曲或过多的转弯，以免影响生物安全柜的排风效能。

负压实验室的生物安全柜考虑实验室消毒的需要，生物安全柜排风管道应设置生物密闭阀装置，以免影响消毒效果（图4-11）。

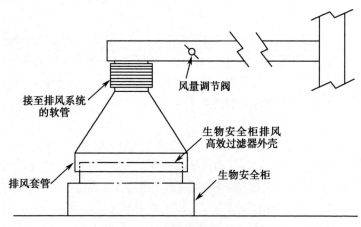

图4-10　套管式排风连接示意图

连接了过氧氢蒸汽发生器的密闭结构

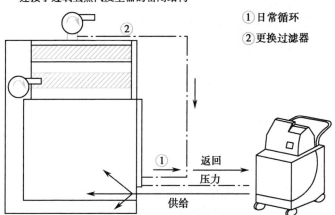

① 日常循环

② 更换过滤器

① 返回
压力
供给

图 4-11 生物安全柜熏蒸消毒示意图

注:循环 1 可常规消毒生物安全柜的操作舱,约 3h;

循环 2 用于高效过滤器的消毒,约 6h。

另外,在排风管道上应留有排风量测量口,测风口应设在高效过滤器下游 5 倍于管径的地方;另外,如果生物安全柜和排风管道安装有辅助排风机,则应互锁联动,当辅助排风机停止运行时,生物安全柜也应继续运行。

应特别提醒,如果配备了Ⅰ级生物安全柜或 B1、B2 型生物安全柜,要有相应的补风措施,以免影响实验室和生物安全柜的正常使用。

(3)排风口的位置:生物安全柜室外排风管的排风口不能对向人员通道、办公用房的窗户及人员通道、公共活动场所,而应设在所在建筑的顶部,且高于屋顶大于 2m 的位置。

4. 生物安全柜的使用与维护　生物安全柜是生物安全实验室的一级屏障,直接用于保护实验人员和实验环境的关键设备,正确使用是确保生物安全柜发挥防护屏障作用的基础与前提。

在实验检测过程中,不仅要正确使用,而且要注意做好生物安全柜的定期维护与检测,才能确保生物安全柜持续处于正常运行状态。

生物安全柜的使用说明如下：

(1)使用前的准备工作

1)在开始工作之前,准备一张实验活动所需的材料清单。清点放入生物安全柜内的材料,包括消毒液、废液桶、污物袋及处理泄漏事件的物品等。

因为生物安全柜的气幕防护屏障是很脆弱的,做好充分的准备是为了在正式工作时尽量减少手臂穿越气幕的频率与次数。

2)实验人员应正确穿戴好必要的个人防护用品,如工作服、手套、口罩等,必要时须佩戴防护眼罩和防护面罩。

3)调节好坐凳的高度至合适位置,确保操作人员的脸部高于开启的操作窗挡风玻璃门之上。

4)生物安全柜的工作台面、内壁(不包括送风滤器扩散板)和观察窗的内表面用 70% 的乙醇进行擦拭消毒。

5)在开始工作之前开启紫外线灯消毒 15min。

6)实验人员应对双手进行消毒,并戴上乳胶手套。

7)正式工作前让安全柜的风机至少运行 3~5min,使生物安全柜内的空气进行净化与气流平衡,以维持稳定运行。

8)放入生物安全柜的容器和材料的表面应该用 70% 的乙醇擦拭或喷洒,以减少将环境的污染物带入生物安全柜内的概率。

(2)生物安全柜的操作

1)按照上述要求做好各项操作前的准备工作。

2)关闭紫外线消毒灯,开启生物安全柜风机和照明灯,并将前窗开至合适的高度;确认生物安全柜的运行已处于稳定状态。

3)先在操作台面铺上沾有消毒液的纱布或纸巾。

4)将所需的实验用品一次放入生物安全柜,洁净和污染物品分区放置;大件物品间应保持一定间距。

5)让生物安全柜运行 3~5min,使气流达到平衡。

6)正式开始实验操作时,实验人员应将双手缓慢平伸到生物安全柜内,等待约 1min 后再开始操作。

7) 实验操作时尽量减少双臂剧烈运动和频繁在操作窗口进出。

8) 实验操作完成后应及时对实验物品进行清理,并对污染物和实验废物进行必要的包装和表面消毒后才能拿出生物安全柜。

9) 所有的开放性容器,必须加盖或密封后取出。

10) 实验中途实验人员如果需要将双臂离开操作窗口,则应相对手套表面进行消毒并更换新手套后,静止 1min 后,再移出窗口。

11) 对生物安全柜操作面和内壁用消毒液进行消毒处理。

12) 消毒完成后,关闭前窗、照明开关及排风机,并开启紫外线消毒灯进行消毒,15~20min 后关闭。

13) 最后,做好生物安全柜的使用记录。

(3) 使用时的操作注意事项

1) 操作过程中如果房间内有其他人员活动(如迅速运动,开、关房间门等),同样可以干扰生物安全柜的空气保护屏障,因此实验过程中应尽量避免人员频繁进出。

2) 实验过程中要避免实验间的门和窗随意开启,以免干扰生物安全柜的气幕屏障。

3) 在手臂放进安全柜内大约 1min 之后,才能进行实验操作。这样可以使生物安全柜稳定,并且能让气流"清扫"掉手和臂表面的微生物污染物。双臂移出操作窗口,同样需要动作轻缓。

4) 当操作者的胳膊横放在前面的格栅上时,房间空气可能直接流动到生物安全柜的工作区域,而不是通过前面的格栅进风。轻微提高胳膊会缓和这个问题。

5) 前面的格栅绝对不能让实验记录、废弃的塑料包装和吸液装置等阻挡。所有操作应该在距离前面格栅 10~16cm 里面的工作面上进行。

6) 生物安全柜内实验器材应分区放置,即洁净物品和污染物品要分开分类放置,实验器材和物品尽量向生物安全柜后侧放置,但不能阻挡排风风道口。同时要求尽量少放实验用品。

7)生物安全柜内应尽量避免使用火焰过大的灭菌器材,如酒精灯等,以免对生物安全柜的下降气流产生干扰。接种环等器材的消毒可采用无火焰的高温灭菌装置进行消毒。

8)工作完成后应及时将实验器材分类消毒处理,并对实验台面和内壁等进行消毒处理。实验废物应按要求进行包装和消毒灭菌。

9)实验人员应根据身高调整坐凳的高度。

(4)生物安全柜的维护

生物安全柜的维护应根据其设计,如允许连续运行时间长短、所处的环境条件及空气质量等决定,但应注意生物安全柜的日常维护与性能检测,以确保生物安全柜持续处于正常运行状态。一旦发现生物安全柜出现故障就应立即停止使用,并与供应商联系,派专业人员进行维修。

1)平时在使用过程中应从以下几方面注意进行维护。

①紫外线灯:实验后应擦掉灯管上的灰尘,保持灯管清洁;定期进行照度检测,及时更换灯管,保持消毒效果。

②明火:生物安全柜工作面可以保持洁净的无菌状态,一般不建议使用明火,以免对下降气流产生干扰和对高效过滤器产生伤害。接种环等消毒可采用高温电热消毒灯。

③清洁与消毒:无论在实验操作前还是实验操作结束后都应对生物安全柜台面及内壁进行消毒与清洁;特别是实验操作结束后,还要对生物安全柜内的所有物品包括仪器设备进行表面净化,以及对生物安全柜前窗进行消毒。

消毒方法一般是采用 70% 乙醇溶液进行擦洗或用含氯消毒剂对工作台面进行消毒,消毒后应用沾水的纱布去除表面的消毒剂直至干净。

另外,每个实验阶段结束后应采用过氧化氢或二氧化氯进行熏蒸消毒;必须保持生物安全柜的清洁,经常对生物安全柜表面和前窗进行擦洗。实验操作前也应进行紫外线消毒,以保持生物安全柜腔体内的洁净。

④高效过滤器:高效过滤器是生物安全柜的核心部件,应尽量保持实验室内空气的干燥和洁净,延长高效过滤器的使用寿命,要求定期进行检测,防止泄漏。一旦有泄漏就必须停止使用,立即由专业技术人员进行更换。

一般可通过高效过滤器的使用寿命显示或定期检测风速、自动报警等了解其使用寿命,一旦达到使用寿命期限就应及时更换。

⑤报警:一旦出现故障报警,就应立即停止使用,分析原因,及时进行维修。

2)生物安全柜的现场检测:生物安全柜现场安装完成后,应进行生物学检测验证,其验证的目的是保证生物安全柜在使用中的安全性,主要包括以下几点。

①对工作人员的保护:防止实验操作过程中产生的感染性微生物气溶胶对工作人员造成威胁。

②对实验对象的保护:防止生物安全柜以外的污染物进入安全柜,对实验对象造成污染。

③交叉污染保护:防止操作过程中产生的气溶胶对实验对象造成交叉污染。

具体检测项目和要求可参照中华人民共和国医药行业标准《Ⅱ级生物安全柜》(YY 0569—2011)和中华人民共和国医药行业标准《病原微生物实验室生物安全通用准则》(WS 233—2017)中的相关规定。

(5)生物安全柜性能检测

根据国家相关规定,实验室应定期对生物安全柜的基本性能进行检测,具体要求如下。

1)要求

①凡是新采购的、移位、维修、更换新的高效过滤器后,均应进行性能检测。

②每年一次的性能检测。

③由具备相关资质的第三方检测机构检测,并出具检测报告。

2)检测内容:生物安全柜性能检测一般包括以下几点。

①柜体防泄漏。

②高效过滤器完整性(关键指标)。

③噪声。

④照度。

⑤人员、产品与交叉污染保护试验。

⑥下降气流流速。

⑦流入气流流速。

⑧气流模式等。

(二) 消毒设备

为了对生物安全实验室产生的各类实验废物、受污染的设备和送排风管道进行消毒,需要安全、有效、快速、简便的消毒方法和设备,不同的实验室可根据各自的需要进行选择。下面简单介绍压力灭菌设备。

压力蒸汽灭菌器,俗称高压灭菌器,主要用于实验材料与器具的消毒灭菌和感染性废物的去污染,也是实验室特别是 BSL-2 实验室必须配备的物理消毒设备。

压力蒸汽灭菌器具有灭菌效果可靠、快速、稳定、方便等特点,采用的是物理灭菌方法。

1. 分类　根据冷空气排放方式不同,压力蒸汽灭菌器可分为下排气式蒸汽灭菌器和预排气式(预真空)压力蒸汽灭菌器两大类。下排气式蒸汽灭菌器也称为重力置换式压力蒸汽灭菌器,预真空压力蒸汽灭菌器分为预真空压力蒸汽灭菌器和脉动真空压力蒸汽灭菌器。

根据灭菌器容积的大小可以分为大型压力蒸汽灭菌器和小型压力蒸汽灭菌器[根据《小型压力蒸汽灭菌器灭菌效果监测方法和评价要求》(GB/T 30690-2014)标准,不超过 60L 的压力蒸汽灭菌器,属于小型压力蒸汽灭菌器]。根据压力蒸汽灭菌器的形状特征可以分为立式、卧式、台式、移动式压力蒸汽灭菌器。

2. 基本工作原理　热力对细胞壁和细胞膜产生的损伤及其对核酸的作用，可使微生物蛋白质发生凝固，进而导致微生物死亡。压力蒸汽灭菌器正是利用湿热杀灭微生物的原理而设计的。

（1）重力置换式压力蒸汽灭菌器：利用重力置换的原理，首先使热蒸汽在灭菌器中从上而下，将冷空气由下排气孔排出，排出的冷空气由饱和蒸汽取代，然后利用蒸汽释放的潜热使物品达到灭菌的效果。此类灭菌器用于感染性废物的灭菌时，存在安全隐患。

（2）预真空压力蒸汽灭菌器：利用机械抽真空的方法使灭菌器内形成负压，蒸汽得以迅速穿透到物品内部进行灭菌。根据抽真空次数的多寡，分为预真空和脉动真空两种，后者应多次反复抽真空，空气排除更彻底，效果更可靠。

灭菌器可以在蒸汽进入前使空气从灭菌器排出。气体通过装有高效过滤器的排气阀排出。在灭菌结束时，蒸汽自动排出。预真空压力蒸汽灭菌器对于多孔性物品的灭菌很理想，但由于要抽真空而不能用于液体的压力蒸汽灭菌。

预真空压力蒸汽灭菌器温度可达 132~135℃，灭菌周期短、效率高，完成整个灭菌周期只需 25min；冷空气排出较彻底，对物品的包装、摆放要求较少，而且真空状态下物品不易氧化损坏。但对柜体密封性要求较高，漏气量每分钟不得使负压升高值超过 0.13kPa。该灭菌器存在小装量效应，即欲灭菌物品放得过少，灭菌效果反而较差。小装量效应的发生主要是由物品体积越小，在柜内残留空气越多，对蒸汽接触物品的阻隔作用越大所致。瓶装液体不能用此法灭菌。

操作方法如下：打开蒸汽管道阀门，首先将柜室夹层和管道内的空气和积水排净，使夹套内达到预定的压力和温度（104~167℃），将待灭菌物品装入柜室，关紧柜门。柜室内抽负压至 2.6kPa，向柜室内输入蒸汽，将控制阀移至"消毒"的位置。随后机器按一定程序自动运行，诸如"恒温—排气—干燥—关闭"等。待恢复常压后打开柜门取出物品。灭菌时压力达206kPa,温度为132℃,维持4~5min。

3. 常用的灭菌条件　一般的灭菌条件如下:①134℃、3min;②126℃、10min;③121℃、15min;④115℃、25min。

压力蒸汽灭菌的关键是为热传导提供良好条件,而其中最重要的是使冷空气从灭菌器中排出。因为冷空气导热性差,阻碍蒸汽接触欲灭菌物品,并且还可降低蒸汽分压,使之不能达到应有的灭菌温度。

4. 压力蒸汽灭菌器灭菌效果评价　压力蒸汽灭菌器应在安装后投入使用前、更换高效过滤器或内部部件维修后进行检测,并进行年度的维护检测。其检测项目至少应包括灭菌效果检测、B-D检测、压力表和安全阀检定、温度传感器和压力传感器校准(必要时)。

(1)生物验证:生物验证是指用生物指示菌(嗜热脂肪杆菌ATCC7953或SSIK31)芽胞进行压力灭菌效果的评价,一般指示菌经规定条件培养后,根据实验组、阳性对照组和阴性对照组颜色变化是否符合规定,来判断灭菌是否合格。

(2)化学指示法:化学指示法是指用化学指示卡在饱和蒸汽作用下所产生的颜色变化,与拟代表的温度、杀菌作用时间的吻合情况,作为判断该灭菌指示卡是否合格的依据。

需要注意的是,除了注意其在达到灭菌要求温度和时间时可变为合格颜色外,还必须观察其未达到灭菌要求温度和时间时是否不会变成合格颜色。

(3)B-D试验:B-D试验主要应用于检测预真空压力蒸汽灭菌器的冷空气排除效果,是作为验证预真空压力蒸汽灭菌器是否可以正常工作的重要措施和手段。

灭菌效果检测应在每次运行时,采用压力蒸汽灭菌化学指示卡检测灭菌效果;每12个月至少进行一次生物效果检测(生物指示剂:嗜热脂肪杆菌芽胞),具体应根据各实验室要求决定灭菌效果监测的周期。

B-D 试验每 3 个月应至少进行一次(脉动真空或预真空压力蒸汽灭菌器)。

安全阀和压力表检定应按照国家相关计量检定规定。温度传感器和压力传感器校准应按照国家相关计量检定规定进行。

5. 使用方法　压力蒸汽灭菌器的使用方法应参照各种产品提供的操作说明书进行操作。

6. 压力蒸汽灭菌器的日常维护

(1)压力蒸汽灭菌器使用后应及时对设备表面和内部腔体进行清洁,并用干毛巾擦干。

(2)长时间停止使用时应切断电源,放干腔体内的水。

(3)定期进行通电维护。

(4)做好使用记录。

7. 使用的注意事项

(1)下排气式压力蒸汽灭菌器不适宜用于油类、粉剂和感染性废物的灭菌。

(2)预排气式(预真空)压力蒸汽灭菌器不能用于液体、油类和粉剂的灭菌。

(3)正压脉动真空蒸汽灭菌器不能用于医疗废物、液体、油类和粉剂的灭菌。

(4)小型压力蒸汽灭菌器一般不必进行 B-D 试验。

(5)压力蒸汽灭菌器应按照相关规定,定期进行灭菌效果评价和温度传感器、压力传感器及排气口安全性检测或检定。

(6)定期检查灭菌器内部的水位,防止烧干,导致安全事故。

(7)灭菌的物品不得过量,不得压得过实,以免影响消毒效果。

(三) 洗眼装置

洗眼器又称洗眼装置,是指用于冲洗眼部的设备。洗眼器是适用于作业人员眼部在作业场所暴露于危险化学品等危险物品后,进行紧急处理的应急洗眼设备。

1. 洗眼器种类　洗眼器一般分为现场有固定水源的固定式洗

眼器和现场无固定水源的便携式洗眼器两大类。在实际使用中,固定式洗眼器使用得更为普遍,一般有以下几种形式:

(1)复合式洗眼器:配置喷淋部分和洗眼部分,直接安装在工作现场规定位置的地面上。

(2)立式洗眼器:只有洗眼部分,没有喷淋部分,直接安装在工作现场的地面上。

(3)壁挂式洗眼器:只有洗眼部分,没有喷淋部分,直接安装在工作现场的墙壁上。

(4)实验室台式洗眼器:只有洗眼部分,没有喷淋部分,直接安装在实验室里面使用。

(5)紧急洗眼站:为洗眼器提供温热水源的设备。

(6)地上式自动排空防冻型洗眼器:进水口放置在地面上,可以自动排空洗眼器里面的积水。

(7)地埋式自动排空防冻型洗眼器:进水管和防冻阀放置在地面冻土层下,可以自动排空洗眼器里面的积水。

(8)电伴热洗眼器:防止洗眼器里面的积水结冰,不可以提高喷淋和洗眼的水温。

(9)电加热洗眼器:防止洗眼器里面的积水结冰,可以提高喷淋和洗眼的水温。

(10)ADV 防冻型洗眼器:采用先进的温感技术,防止洗眼器内部水源结冰而影响洗眼器的使用。

(11)防热型洗眼器:采用先进的温感技术,防止洗眼器内部水源温度过高而影响洗眼器的使用。

(12)防冻防热型洗眼器:采用先进的温感技术,防止洗眼器内部水源结冰,同时防止洗眼器内部水源温度过高而影响洗眼器的使用。

加热型洗眼器适用于环境温度较低时使用,特别是北方冬天时。各实验室应根据具体情况进行选择,同时也要注意防止温度过高(高温控制)。

2. 配置要求　根据《实验室生物安全通用要求》(GB 19489—

2008）和《病原微生物实验室生物安全通用准则》（WS 233—2017）的要求，BSL-1 和 BSL-2 实验室应配备洗眼装置，具体要求如下：

（1）BSL-1 实验室若操作刺激性或腐蚀性物质，应在 30m 范围内设洗眼装置，必要时应设紧急喷淋装置。

（2）BSL-2 实验室应在实验工作区配备洗眼装置。必要时，可在各相关区域配置洗眼装置。

3. 安装场所要求

（1）为了便于突发情况下的正常使用，一般要求把洗眼装置安装在实验人员 10s 能到达的位置。

（2）安装的位置周围和路线上不得有障碍物，妨碍实验人员通过和使用。

（3）洗眼装置应按照规定的高度，符合大多数人员身高的要求。

4. 使用　洗眼器应按照要求使用才能起到好的效果，使用时要做到以下几点：

（1）按照产品说明书操作。

（2）使用人员应经过专门培训。

（3）洗眼器出水应经过调试，符合要求。

（4）洗眼器的水温应保持在合适的流量、水压、温度（16~38℃）和水质（符合饮用水标准），且不受污染，不得过热或过冷，以免影响或损害眼睛。

（5）冲洗应维持必要的时间，一般要求冲洗 15min 左右。

（6）冲洗完后，应及时到医院就诊。

（7）发生紧急情况时，应有人协助其冲洗。

（8）实验室设计时，应充分考虑门等路线上对使用人的妨碍。

5. 维护

（1）洗眼装置应每周至少维护一次。

（2）定时确认洗眼器的水压和喷水高度。

（3）应保持洗眼器流水的清洁和洗眼器不被污染，防止水管生锈、结垢。

（4）定时检查洗眼装置周围是否有障碍物，一旦发现应及时清除。

（5）做好洗眼器的使用和维护记录。

第五章 人员管理

　　开展新型冠状病毒肺炎相关实验活动和诊疗活动前,医疗机构、实验室设立单位应加强人员管理,组织对有关人员进行生物安全防护知识和专业技能培训,培训应具有针对性和实用性。培训后应对培训人员进行考核评价,保证培训活动的有效性,确保相关人员能满足各个工作岗位的准入要求。这是减少甚至杜绝工作人员感染新型冠状病毒的有效途径和方法。

　　定期、不定期开展相关人员的健康监护,随时调查和了解相关工作人员的健康状况和各项能力,实行严格的准入政策等,防止医院内感染、职业暴露和其他交叉感染等。这些都是医疗机构、实验室设立单位的常规管理工作,也是对所有员工、来访者、合同方、社区和环境安全负责的基本要求。

一、培训考核

(一) 开展全员培训

　　各级医疗机构、疾控机构、第三方检测机构等应围绕新型冠状病毒相关基础知识(生物学特性、传染源、传播途径、易感人群、临床症状等)、病例发现与报告、个人防护用品的正确选用、穿戴等方面,组织开展全员培训,包括单位内部组织的培训宣贯和远程教育(网络课程)等,做到早发现、早报告、早隔离、早诊断、早治疗、早控制。培训应分层分级展开。

（二）加强医疗卫生机构专业人员培训

对医疗卫生机构专业人员除了开展全员基础知识、生物安全、操作技能等培训之外，还应该针对不同工作岗位和特定人员，尤其是高风险科室及病房如发热门诊、内科门诊、急诊科门诊及留观室、ICU、呼吸科病房的医护人员，开展新型冠状病毒肺炎最新监测方案、医院感染和个人防护、不同场所的消毒技术方案、肺炎病例的发现与报告、流行病学调查、标本采集和实验室检测技术、标本和毒种包装及运输、医疗救治方案、密切接触者管理、废物包装和处置、应急预案等内容的培训，不断提高防控、检测和诊疗能力。

（三）加强理论知识和实战技能考核

管理人员、专业技术人员应密切关注和搜集国家卫生健康委员会、国家科学技术部及世界卫生组织、发达国家等发布的有关最新新型冠状病毒的防控方案、生物安全防护指南、检测技术指南和最新研究结果等，组织相关人员及时学习。对重点岗位和高风险岗位进行生物安全防控知识、个人防护用品选用和穿脱、采样和检测技术、应急处置能力等专项培训和考核，使其熟练掌握新型冠状病毒的防控知识、操作失误和意外事件处理程序等，确保人人过关，满足各个岗位的工作要求。

二、人员准入要求

（一）人员资质

从事新型冠状病毒肺炎诊疗、护理、标本采集和检测、标本转运、流行病学调查等的管理人员和技术人员应通过单位内部生物安全培训（培训合格）并具备相应的实际操作技能（考核合格），同时具有良好的专业素质和心理、身体素质。从事新型冠状病毒肺炎工作人员能够按照《新型冠状病毒肺炎诊疗方案（试行第七版）》《新型冠状病毒感染的肺炎实验室检测技术指南（第二版）》《国家卫生健康委办公厅关于医疗机构开展新型冠状病毒核酸检测有关要求的通知》（国卫办医〔2020〕53号）等要求做好个人防护、规范开展检测和诊疗等活动。

(二) 实验人员审批

从事相关医疗诊治,以及在实验室进行新型冠状病毒病原学检测的人员应当经过部门负责人批准。审核时应重点关注是否有相关的高致病性检测等工作经历,生物安全防护知识及操作技能是否符合上岗要求;是否具有良好的健康状况、心理素质和操作的忠诚度(职业道德)。未经授权的人员不得从事相关实验活动。

三、实验活动操作

根据《新型冠状病毒实验室生物安全指南(第二版)》,新型冠状病毒属于高致病性病原微生物,应按照第二类病原微生物进行管理。在同一个实验室的同一个独立安全区域内,当从事新型冠状病毒病原学检测时,不能同时从事其他病原微生物的检测。标本采集和检测等应当由 2 人及以上的工作人员同时完成。

四、工作登记和记录

采样和检测人员除了应做好规定的工作记录之外,还应做好个人采样和进出实验室的登记,一旦发现感染,便于尽快溯源和防控。其他接触新型冠状病毒毒种和标本及废物处置、接触患者和疑似病例的医护人员及相关工作人员等也应该做好记录或登记。

五、健康监护

1. 各单位生物安全管理部门和相关科 / 所应指定专人负责健康监护和监督。每年除了对采样、检测、诊疗的医护人员和其他相关人员特别是新上岗人员进行常规体检外,还应对从事新型冠状病毒及其他高致病性和重要活动的人员增加与具体工作相关的检测指标,根据需要还可进行临时性体检,所有检测结果应放入个人健康档案。一旦发生与所从事的病原微生物或医院感染等相关的症状,应立即报告单位生物安全管理责任部门和负责人,并在专人陪同下到定点医院就诊,必要时对相关人员进行医学观察。

2. 对参加采样、检测、诊疗新型冠状病毒的医护人员和其他相关人员,包括与确诊患者、疑似病例、轻症病例和无症状感染者接触的工作人员,应进行健康监护,最好每天早晚进行一次体温测量,密切关注健康状况。针对岗位特点和风险评估结果,工作人员应主动开展健康监测,一旦有疑似症状,如体温异常、呼吸系统症状等,应及时汇报,并按要求做好隔离、转诊、采样检测等,防止感染他人。

3. 单位管理部门和科 / 所应关注工作人员心理健康,开展必要的心理疏导,避免工作人员出现焦虑和抑郁。必要时,组织专业力量开展"一对一"的心理干预服务,协调辖区内酒店等场所,供医务人员就近休息。

4. 具有免疫功能缺陷或低下、严重过敏体质、发热或上呼吸道感染等人员和孕妇等,不得进入实验室或开展新型冠状病毒的诊疗等相关工作。

六、免疫预防

1. 实验室设立单位应根据岗位需要及时对实验人员和相关人员进行必要的免疫接种或预防性服药,并将个人的适应证、禁忌证及过敏反应等基本信息记入个人健康档案。

2. 各级医疗机构和疾控机构、第三方检验检测机构等应当合理调配人力资源和班次安排,避免新型冠状病毒检测、诊疗等工作人员过度劳累。及时提供营养膳食,增强医务人员免疫力。有条件的单位应对采样、检测人员和其他密切接触病例的医务工作者实施免疫预防措施,如接种流感疫苗、免疫球蛋白和进行预防性服药等。

七、健康档案

1. 单位应负责建立诊疗、护理、采样、检测及相关人员的健康档案,内容应包括岗位风险说明及知情同意书、本底血清标本、免疫接种记录、健康体检报告、实验室感染与实验室生物安全相关的意外事件等资料。

2. 对参与新型冠状病毒采样、检测、收样、流行病学调查、诊疗等活动的工作人员都应完善相关信息和记录。

第六章　实验活动管理

新型冠状病毒的诊疗、采样、包装、运输、病原学检测、毒种和标本管理、废物处置等必须按照法律法规、国家标准、行业标准和技术规范及国家卫生健康委员会、国家科学技术部最新发布的《新型冠状病毒肺炎诊疗方案（试行第七版）》《医疗机构内新型冠状病毒感染预防与控制技术指南（第一版）》《新型冠状病毒感染的肺炎实验室检测技术指南（第二版）》《新型冠状病毒肺炎防控方案（第五版）》《关于医疗机构开展新型冠状病毒核酸检测有关要求的通知》（国卫办医〔2020〕53号）等要求，做好实验活动的风险评估、审批、备案、报告及个人防护、规范操作、生物安全防护的管理等。

一、标本采集

（一）基本条件

1. 具有与采集新型冠状病毒标本所需要的生物安全防护水平相适应的设施设备。

2. 具有掌握相关专业知识和操作技能的工作人员。

3. 具有可有效防止新型冠状病毒扩散和感染的措施，包括应急处置预案。

4. 具有保证新型冠状病毒标本质量的技术方法和手段。

5. 工作人员在采集过程中应当防止新型冠状病毒扩散和感染。

(二) 人员资质

1. 按照《新型冠状病毒感染的肺炎实验室检测技术指南(第二版)》《新型冠状病毒肺炎防控方案(第五版)》规定,住院病例的标本由所在医院的医护人员采集,密切接触者标本由当地指定的疾控机构、医疗机构负责采集。

2. 从事新型冠状病毒检测标本采集的技术人员应经过生物安全培训(培训合格)和新型冠状病毒专题培训(考核合格),具备相应的实验技能,熟练掌握各种标本的采样方法和质量控制要求及个人防护的穿脱程序。

(三) 个人防护

采集人员个人防护装备要求:穿戴工作服和医用一次性防护服、一次性工作帽、双层乳胶手套、医用防护口罩(N95 及以上级别)或动力送风过滤式呼吸器、防护面屏、工作鞋或胶鞋、防水靴套;必要时,可加防水围裙或防水隔离衣。如果接触了患者血液、体液、分泌物或排泄物,应及时更换外层乳胶手套。

(四) 标本采集种类

每个病例必须采集急性期呼吸道标本(包括上呼吸道标本和下呼吸道标本);重症病例优先采集下呼吸道标本(如支气管或肺泡灌洗液等);出现眼部感染症状的病例,需采集眼结膜拭子标本;出现腹泻症状的病例,需留取粪便标本。可根据临床表现与采样时间间隔进行采集。

1. 上呼吸道标本　包括咽拭子、鼻拭子、鼻咽抽取物。

2. 下呼吸道标本　包括深咳痰液、呼吸道抽取物、支气管灌洗液、肺泡灌洗液、肺组织活检标本。

3. 血液标本　尽量采集发病后 7d 内的急性期抗凝血。采集量 5ml,以空腹血为佳,建议使用含有乙二胺四乙酸(ethylene diaminetetraacetic acid, EDTA)抗凝剂的真空采血管采集血液。

4. 血清标本　尽量采集急性期、恢复期双份血清。第一份血清应尽早(最好在发病后 7d 内)采集,第二份血清应在发病后第 3~4 周采集。采集量 5ml,建议使用无抗凝剂的真空采血管。血清标本主要用于抗体的测定,从血清抗体水平对病例的感染状况进行确认。血清标本不进行核酸检测。

5. 眼结膜标本　出现眼部感染症状的病例采集眼结膜拭子标本。

6. 粪便标本　出现腹泻症状的患者采集粪便标本。

(五)标本采集方法

1. 咽拭子　用 2 根聚丙烯纤维头的塑料杆拭子同时擦拭双侧咽扁桃体及咽后壁,将拭子头浸入含 3ml 病毒保存液(也可使用等渗盐溶液、组织培养液或磷酸盐缓冲液)的管中,尾部弃去,旋紧管盖。

2. 鼻拭子　将 1 根聚丙烯纤维头的塑料杆拭子轻轻插入鼻道内鼻腭处,停留片刻后缓慢转动退出。取另一根聚丙烯纤维头的塑料杆拭子以同样的方法采集另一侧鼻孔。上述两根拭子浸入同一含 3ml 采样液的管中,尾部弃去,旋紧管盖。

3. 鼻咽抽取物或呼吸道抽取物　用与负压泵相连的收集器,从鼻咽部抽取黏液或从气管抽取呼吸道分泌物。将收集器头部插入鼻腔或气管,接通负压,旋转收集器头部并缓慢退出,收集抽取的黏液,并用 3ml 采样液冲洗收集器 1 次(亦可用小儿导尿管接在 50ml 注射器上来替代收集器)。

4. 深咳痰液　要求患者深咳后,将咳出的痰液收集于含 3ml 采样液的 50ml 螺口塑料管中。

5. 支气管灌洗液　将收集器头部从鼻孔或气管插口处插入气管(约 30cm 深处),注入 5ml 生理盐水,接通负压,旋转收集器头部并缓慢退出。收集抽取的黏液,并用采样液冲洗收集器 1 次(亦可用小儿导尿管接在 50ml 注射器上来替代收集)。

6. 肺泡灌洗液　局部麻醉后将纤维支气管镜通过口或鼻经过咽部插入右肺中叶或左肺舌段支气管,将其顶端切入支气管分支开口,经气管活检孔缓缓加入灭菌生理盐水,每次 30~50ml,总量 100~250ml,不应超过 300ml。

7. 血液标本　建议使用含有 EDTA 抗凝剂的真空采血管采集

血液标本 5ml,室温静置 30min,1 500~2 000r/min 离心 10min,分别收集血浆和血液中细胞于无菌螺口塑料管中。

8. 血清标本　用真空负压采血管采集血液标本 5ml,室温静置 30min,1 500~2 000r/min 离心 10min,收集血清于无菌螺口塑料管中。

9. 粪便标本　如患者发病早期出现腹泻症状,则留取粪便标本 3~5ml。

10. 眼结膜拭子标本　眼结膜表面用拭子轻轻擦拭后,将拭子头放入采样管中,尾部弃去,旋紧管盖。

11. 其他材料　依据病情确诊需要规范采集。

(六) 标本采集和分装

1. 标本采集应有 2 个人同时在场,便于互相配合、提醒和核对信息等。采集人员应按照规定的要求和方法进行规范操作,确保采集的标本质量符合后续检测要求,并做好个人防护。

2. 所有标本应放在大小适合的带螺旋盖且内有垫圈、耐冷冻的标本采集管(主容器)里,拧紧(注意不要污染外面的采集管)。容器外注明必要的标本编号、种类、姓名及采样日期等,以免混淆(其他信息可以在标本信息单中补充)。将密闭后的标本放入大小合适、厚实的塑料袋内(每一个塑料袋只装入一份标本),密封后放置在加盖的塑料罐等辅助容器(相当于防水的辅助包装,即第二层包装)内。新型冠状病毒标本应单独转运,不能和其他物品混装。

(七) 采集记录

采集人员应及时对标本的来源、采集时间、采集过程或方法等做好详细记录,便于溯源。根据实验室检测工作的需要,可结合病程多次采样。

二、标本包装和运输

新型冠状病毒生物标本和毒种转运分为单位内部运输和外部运输。单位内部运输和外部运输都应该进行严密的三层包装。

（一）单位内部运输

1. 从事新型冠状病毒标本分装的技术人员应经过生物安全培训（培训合格）和新型冠状病毒专题培训（考核合格）。

2. 单位内部运送的容器和包装材料应满足生物安全防护的要求，应做到密封、防水、防破损和外泄。最外层包装应该是满足容积（大小合适）、质量及使用要求的刚性外包装，可以是密封性能良好、加盖的、防摔的塑料罐／盒或其他金属罐／盒等专用箱，底部应有衬垫材料，可将辅助包装安全固定在外包装中。标本信息单应和标本分开保存，单独装在干净的塑料袋中。

3. 最外层包装应有明确的新型冠状病毒标本标识，还应包括生物危害标识、警告用语和提示用语，提醒标本接收和检测人员加强防护。

4. 转运者应穿一次性隔离衣，戴一次性工作帽、一次性外科口罩、一次性手套，其间保持转运箱平稳、标本直立不倒，避免剧烈震荡、颠簸。

5. 如果是同一个单位的不同院区间（需要使用交通工具或者运输途径不在单位所辖范围）的转运应按照外部运输（国内运输）要求转运。

6. 应做好交接记录，包括交接时间、标本数量和来源等，交接人员应该认真核对信息并签名确认。

（二）外部运输（国内运输）

1. 新型冠状病毒标本毒种或标本应当由专人护送，护送人员不得少于两人。申请单位应当对护送人员进行相关的生物安全知识培训（培训合格）和新型冠状病毒专题培训（考核合格）。

2. 应按照《可感染人类的高致病性病原微生物菌（毒）种或样本运输管理规定》执行。新型冠状病毒毒种或其他潜在感染性生物材料的运输包装分类属于 A 类，对应的联合国编号为 UN2814，包装符合国际民用航空组织文件《危险品航空安全运输技术细则》（Doc9284 号文件）的 PI602 分类包装要求；环境标本属于 B 类，对应的联合国编号为 UN3373，包装符合国际民用航空组织文件《危险品航空安全运输技术细则》(Doc9284 号文件) 的 PI650 分类包装要求;通过其他交通工具运输的可参照以上标准包装。

3. 新型冠状病毒标本毒种或标本的运输应取得《可感染人类的高致病性病原微生物菌(毒)种或样本准运证书》,按照《可感染人类的高致病性病原微生物菌(毒)种或样本运输管理规定》做好审批和记录。

4. 转运者应穿工作服和一次性隔离衣,戴一次性工作帽、医用防护口罩、一次性手套,并备有有效杀灭新型冠状病毒的消毒剂,以便在意外事件发生时及时采取消毒和其他处理措施(若最外层包装没有破损,不得开箱处理,应在二级生物安全柜内操作)。司机也应佩戴医用防护口罩。

5. 应做好交接记录,包括交接时间、标本数量和来源等,交接人员应该认真核对信息并签名确认。转运单位也应留存转运记录。

(三) 国际运输

新型冠状病毒毒种或标本在国际间运输的,应规范包装,按照《出入境特殊物品卫生检疫管理规定》的要求办理相关手续,并满足相关国家和国际要求。

三、标本接收 / 传递

标本接收或传递人员是指接收外部运输的标本到实验室检测的非检验人员。

1. 如果是仅传递,不开箱操作的,个人防护应穿工作服和一次性隔离衣,戴一次性工作帽、医用外科口罩、一次性手套。

2. 如果是要进行开箱操作、核对信息的,应在生物安全柜内操作。建议至少穿戴工作服和医用一次性防护服、一次性工作帽、双层乳胶手套、医用防护口罩(N95 及以上级别)、防护面屏或护目镜、工作鞋或胶鞋。

四、标本检测

按照国家标准、法律法规规定以及国家卫生健康委员会发布的《新型冠状病毒感染的肺炎实验室检测技术指南(第二版)》《国家卫生健康委办公厅关于医疗机构开展新型冠状病毒核酸检测有关要求的通知》(国卫办医函〔2020〕53号)等最新要求开展病原学检测各项实验活动。

(一)实验室资质和条件

1. 除了满足已经在设区的市级人民政府卫生主管部门备案的BSL-2实验室及BSL-2以上级别的生物安全实验室之外,还应该满足以下条件。

(1)医疗机构为三级甲等医院、符合《医疗机构临床基因扩增检验实验室管理办法》中"医疗机构临床基因扩增检验实验室工作导则"的设施设备要求,并符合开展新型冠状病毒病原学检测的实验条件和能力。

(2)各级疾控机构在市级人民政府卫生主管部门备案的是核酸检测实验室,并符合开展新型冠状病毒病原学检测的实验条件和能力。

(3)第三方检验机构除了在市级人民政府卫生主管部门或上级主管部门备案的是PCR实验室之外,还必须有生物安全管理人员,建有完善的生物安全管理体系,包括新型冠状病毒实验室感染应急处置方案;并经过充分的风险评估,认为"风险在可控范围内"的才允许开展。

2. 从事新型冠状病毒检测、研究等实验活动必须依法开展,按照《病原微生物实验室生物安全管理条例》要求进行审批和报告,未经允许不得开展相关的实验活动。

(二)检验人员资质

1. 从事新型冠状病毒检测的技术人员应经过生物安全培训(培训合格)和新型冠状病毒专题培训(考核合格),并具备相应的实验技能和突发事件的应急处置能力。

2. 从事新型冠状病毒检测和研究等实验活动的实验室工作人员和其他相关人员应当经过实验室负责人批准。

(三)标本检测时限

用于病毒分离和核酸检测的标本应尽快进行检测,能在24h

内检测的标本可置于4℃保存;24h内无法检测的标本则应置于-70℃或以下保存(如无-70℃保存条件,则于-20℃冰箱暂存)。血清可在4℃存放3d,-20℃以下可长期保存。标本运送期间应避免反复冻融。

(四)实验活动生物安全要求

1. 标本接收后的包装(包括最外层的第三层包装)开启应在二级生物安全实验室的生物安全柜内操作,一旦有泄漏(已经发现有类似事件发生)可以有效保护工作人员。

2. 病毒培养 指病毒的分离、培养、滴定、中和实验,活病毒及其蛋白纯化,病毒冻干及产生活病毒的重组实验等操作。上述操作应当在BSL-3实验室的生物安全柜内进行。使用病毒培养物提取核酸,裂解剂或灭活剂的加入必须在与病毒培养等同级别的实验室和防护条件下进行,裂解剂或灭活剂加入后可比照未经培养的感染性材料的防护等级进行操作。实验室开展相关活动前,应当报经国家卫生健康委批准,取得开展相应活动的资质。

3. 动物感染实验 指以活病毒感染动物、感染动物取样、感染性标本处理和检测、感染动物特殊检查、感染动物排泄物处理等实验操作,应当在BSL-3实验室操作。实验室开展相关活动前,应当报经国家卫生健康委员会批准,取得开展相应活动的资质。

4. 未经培养的感染性材料的操作 指未经培养的感染性材料在采用可靠的方法灭活前进行的病毒抗原检测、血清学检测、核酸提取、生化分析,以及临床标本的灭活等操作,应当在BSL-2实验室进行。

5. 灭活材料的操作 感染性材料或活病毒在采用可靠的方法灭活后进行的核酸检测、抗原检测、血清学检测、生化分析等操作应当在BSL-2实验室进行。分子克隆等其他不含致病性活病毒的操作,可以在BSL-1实验室进行。

(五)实验活动操作

1. 进入实验室的检验人员应做好个人防护,至少穿戴工作服和医用一次性防护服、一次性工作帽、双层乳胶手套、医用防护口罩（N95 及以上级别）或动力送风过滤式呼吸器、防护面屏或护目镜、工作鞋或胶鞋、防水靴套；必要时，可加穿防水围裙或防水隔离衣。如果接触了患者血液、体液、分泌物或排泄物，应及时更换外层乳胶手套。熟练掌握穿脱防护用品的流程。

2. 在同一个实验室的同一个独立安全区域内，当从事新型冠状病毒病原学检测时，不得同时从事其他病原微生物的检测。

3. 检测应当由 2 人及以上的工作人员同时操作，便于实验操作时互相配合和提醒，一旦出现意外事件时能共同应对，确保规范操作和生物安全。

4. 按照规定的检验方法和试剂盒说明等规范进行操作和记录，及时上报检验结果。

5. 实验过程中应动作轻缓，避免产生气溶胶。如果是打开标本采集管塞子、直接接触标本或有可能产生气溶胶等的操作，则必须在生物安全柜内进行。

6. 实验室负责人应当指定专人监督检查实验活动的规范性。

7. 实验室从事高致病性病原微生物相关实验活动的实验档案保存期，不得少于 20 年。

（六）操作失误或意外的处理

1. 新型冠状病毒毒株或其他潜在感染性材料污染生物安全柜的操作台造成局限污染使用有效氯含量为 0.55% 消毒液，消毒液需要现用现配，24h 内使用。

2. 含病毒培养器皿碎裂或倾覆造成实验室污染　保持实验室空间密闭，避免污染物扩散，使用有效氯含量为 0.55% 消毒液浸润的毛巾覆盖污染区。必要时（大量溢洒时）可用过氧乙酸加热熏蒸实验室，剂量为 $2g/m^3$，熏蒸过夜；或 20g/L 过氧乙酸消毒液用气溶胶喷雾器喷雾，用量 $8ml/m^3$，作用 1~2h；或用高锰酸钾 - 甲醛熏蒸：高锰酸钾 $8g/m^3$，放入耐热耐腐蚀容器（陶罐或玻璃容器），加入甲醛（40%）$10ml/m^3$，熏蒸 4h 以上，熏蒸时室内湿度保持在 60%~80%。

3. 清理污染物严格遵循活病毒生物安全操作要求，采用压力蒸汽灭菌处理,并进行实验室换气等,防止次生危害。

五、毒种和标本管理

1. 新型冠状病毒毒种及其标本应由专人管理,准确记录毒种和标本的来源、种类、数量,登记编号,采取有效措施确保毒种和标本的安全,严防发生误用、恶意使用、被盗、被抢、丢失、泄漏等事件。

2. 检验后的阳性标本原则上不保存,应按照《人间传染的病原微生物菌(毒)种保藏机构管理办法》及有关规定及时上送或销毁,如因流行病学调查或结果复核等原因需要暂时保存的,应单独设立专库或专柜双人双锁保存。

3. 未经审批,不得擅自进行科研、教学等实验活动。

六、毒种和标本销毁

1. 新型冠状病毒的生物样本和毒种销毁应严格按照规定程序进行审批。

2. 因化学消毒方法涉及标本和毒种再次开盖等危险操作,新型冠状病毒毒种和生物标本销毁首选采用安全可靠的压力灭菌方法。

3. 标本销毁人员应做好个人防护,建议至少穿戴工作服和医用一次性防护服、一次性工作帽、双层乳胶手套、医用防护口罩(N95 及以上级别)、防护面屏或护目镜、工作鞋或胶鞋。

4. 销毁应当在二级生物安全防护水平的实验室内进行,由两人共同操作,并应当在相关部门人员的监督下进行销毁,并详细记录销毁过程。

5. 销毁后应当作为医疗废物送交具有资质的医疗废物集中处置单位处置。

6. 销毁的全过程应当有详细记录,相关记录保存期不得少于20 年。

7. 新型冠状病毒相关废物的处理应该按照《医疗废物管理条

例》《医疗卫生机构医疗废物管理办法》和《关于做好新型冠状病毒感染的肺炎疫情期间医疗机构医疗废物管理工作的通知》等要求执行。

七、发热门诊和隔离病区设置要求

(一) 发热门诊设置

1. 发热门诊远离其他门诊、急诊等场所,独立设区,单独设置出入口,并设有夜间明显标志和患者通道标识。

2. 发热门诊内设有污染、半污染和清洁区,三区划分明确,有效隔断,相互无交叉,并有醒目标志。清洁区包括医务人员值班室、专用卫生间(带浴室)、男女更衣室、储藏室等,有专用的医务人员通道;潜在污染区包括医务人员办公室、治疗室、护士站等,污染区包括挂号收费处、候诊区、诊室、隔离留观室、化验室、影像检查室、输液室(含输液护士站)、药房、污物处理间、独立卫生间等。三区划分明确,并有醒目标志,三区之间分别设立缓冲带或缓冲间,并有实际物理隔断,做到相互无交叉。

3. 发热门诊业务用房应保持所有外窗可开启,室内空气保持流通。如使用机械通风,应当控制气流方向,由清洁侧流向污染侧。采用上送(清洁侧)下排(污染侧)单向流动方式,外排风管内端口宜设置高效过滤器,外排出口不得临近人员活动区,应高空排放。新风采风口不应与排风口同侧,应设置于室外清洁区域。无法做到自然通风的,可以采用空气消毒机进行空气净化。

4. 发热门诊需设置不少于2间的诊室和隔离留观室。预检分诊有新型冠状病毒肺炎流行病学或疫区人员,单独引入专用诊室。隔离留观室应独立设区,与诊室相邻,以便运送患者;配有专用卫生间、洗漱设备,并安装床旁呼叫系统。

5. 发热门诊各业务用房内配备非手触式洗手装置,速干手消毒剂及一次性使用擦手纸巾。

6. 控制发热门诊诊室人员流量,遵循一人一诊一室原则。

7. 发热门诊工作人员采取一级防护,其中隔离留观室工作人员采取二级防护。发热门诊留观患者应单间隔离,严禁患者之间相互接触,谢绝家属探视或采取保护措施后探视。

8. 工作环境清洁消毒、医疗废物按规定进行管理和处置。

(二) 隔离病区设置规范

1. 通风良好,与其他病区相隔离,有明显标识。

2. 布局合理,分清洁区、潜在污染区、污染区,分别用蓝色线、黄色线、红色线标志,三区无交叉;在清洁区和潜在污染区、潜在污染区和污染区之间应设置分别缓冲间,并有实际物理隔断。

3. 分别设置医务人员通道、患者通道、污物通道。医务人员办公室与隔离病房有一定距离,无交叉。

4. 将隔离病房视为污染区,病房外走廊与患者房间之间设置缓冲间。缓冲间内放置个人防护用品。医务人员进入隔离病房前,在缓冲间穿戴防护用品,离开隔离病房时,在缓冲间脱摘防护用品。

5. 隔离病房内设有卫生间、洗手池。

6. 隔离病房门必须随时保持关闭,门口放置快速手消毒剂,并放置有盖容器,收集需要消毒的物品,配备专用工作车或工作台,放置个人防护用品。

7. 疑似患者单间隔离,经病原学确诊的患者可以同室安置,床间距 >1m。

8. 收治重症患者的重症监护病房或具备监护和抢救条件的病室应设在隔离区。

9. 负压隔离病房应采用空间分隔并配置全新风直流空气调节系统控制气流流向,保证室内空气静压低于周边区域空气静压,且采取有效室内气流控制和卫生安全措施防止交叉感染和传染。

10. 负压隔离病房应采用全新风直流式空调系统。

11. 送风最低应采用粗效、中效、亚高效过滤器处理,排风应采用高效过滤器过滤处理后排放。

12. 排风的高效空气过滤器应安装在房间内排风口部。

13. 送风口应设在医护人员常规站位的顶棚处,排风口应设在与送风口相对的床头下侧。

14. 负压隔离病房与其相邻相通的缓冲间、缓冲间与医护走廊的设计压差应不低于 10Pa 的负压差。门口宜安装压差显示装置。

15. 隔离区的排风机应设置在室外,排风出风口应远离人员活动区,高空排放。

16. 重症患者的负压隔离病房可根据需要设置加湿器以增加舒适度。

第七章　感染预防与控制

　　感染控制是生物安全管理的重点环节,从事新型冠状病毒肺炎诊治及检测活动的机构应制订感染控制程序、应急预案和应急处置程序,责任到人,严格执行。感染控制涉及个体防护,废物处置,场地、器具和实验室消毒,患者隔离,规范的培训考核等方面。从事实验活动的人员条件应确保与所开展的活动要求相适应,并确保提供充足的符合 BSL-3 实验室防护要求的个人防护用品。所有医务、护理及实验人员应接受培训,严格遵守操作规程、消毒灭菌程序、废物处置程序,正确穿戴个人防护用品。相关部门负责人应做好实验人员健康监护,加强监督,防止职业暴露事件的发生。

一、管理要求

(一)制订应急预案和工作流程

　　医疗机构应当严格落实《国家卫生健康委办公厅关于进一步加强医疗机构感染预防与控制工作的通知》(国卫办医函〔2019〕480 号),根据新型冠状病毒的病原学特点,结合传染源、传播途径、易感人群和诊疗条件等,建立预警机制,制订应急预案和工作流程。

(二)开展全员培训

　　不同人员的培训内容,尤其是对高风险科室如发热门诊、隔离病房、ICU 和呼吸病房的医务人员要重点培训,使其熟练掌握新型冠状病毒感染的防控与救治知识、方法与技能,做到早发现、早报告、早隔离、早诊断、早治疗、早控制。

相关人员应知晓医疗活动及实验活动中存在的潜在风险并做到主动识别、有效控制,开展活动时应严格落实个人防护措施。

(三)做好医务人员防护

医疗机构应当规范消毒、隔离和防护工作,根据不同工作岗位,按照防护需要,科学合理地分配防护用品,确保医务人员开展诊疗工作时能够获得必需的防护用品。个人防护应严格遵照《新型冠状病毒感染的肺炎防控中常见医用防护用品使用范围指引(试行)》和《医疗机构内新型冠状病毒感染预防与控制技术指南(第一版)》的要求执行,强化手卫生等标准预防措施,强化接触传播、飞沫传播和空气传播的感染防控,以确保医务人员安全。

医疗卫生机构应当制订实验室人员职业卫生防护工作的具体措施,提供满足三级生物安全防护要求的防护物品,规范防护用品的使用,保障实验人员的健康与安全。

(四)关注医务人员健康

医疗机构应当合理调配人力资源和班次安排,不得带病工作,避免医务人员长时间持续工作,过度劳累。提供营养膳食,增强医务人员免疫力。针对岗位特点和风险评估结果,开展主动健康监测,包括体温和呼吸系统症状等。采取多种措施,保障医务人员健康地为患者提供医疗服务。

为接触疑似新型冠状病毒肺炎患者的医务人员、采样人员及样本检测的实验人员留取本底血清,以备在日后做血清学回顾对照。每天测体温两次,超过 37.3℃及时就诊,及时进行新型冠状病毒感染的诊断和排查。

(五)加强感染监测

做好早期预警预报,加强对感染防控工作的监督与指导,发现隐患及时改进。发现疑似或确诊新型冠状病毒肺炎患者时,应当按照有关要求及时报告,并在 2h 内上报信息,做好相应处置工作。

（六）做好清洁消毒管理

按照《医院空气净化管理规范》（WS/T 368—2012）加强诊疗环境的通风，有条件的医疗机构可进行空气消毒，也可配备循环风空气消毒设备。严格执行《医疗机构消毒技术规范》，做好诊疗环境（空气、物体表面、地面等）、医疗器械、患者用物等的清洁消毒，严格规范患者呼吸道分泌物、排泄物、呕吐物的处理，严格终末消毒。

（七）加强患者就诊管理

医疗机构应当做好就诊患者的管理，尽量减少患者的拥挤，以减少医院感染的风险。发现疑似或确诊感染新型冠状病毒的患者时，依法采取隔离或者控制传播的措施，并按照规定对患者的陪同人员和其他密切接触人员采取医学观察及其他必要的预防措施。不具备救治能力的，及时将患者转诊到具备救治能力的医疗机构诊疗。

（八）加强患者教育

医疗机构应当积极开展就诊患者及其陪同人员的教育，使其了解新型冠状病毒的防护知识，指导其正确洗手、咳嗽礼仪、医学观察和居家隔离等。

（九）加强感染暴发管理

严格落实医疗机构感染预防与控制的各项规章制度，最大限度降低感染暴发的风险。增强敏感性，一旦发生新型冠状病毒感染疑似暴发或暴发后，医疗机构必须按照规定及时报告，并依据相关标准和流程，启动应急预案，配合做好调查处置工作。

（十）加强医疗废物管理

将新型冠状病毒感染确诊或疑似患者产生的医疗废物，纳入感染性医疗废物管理，严格按照《医疗废物管理条例》和《医疗卫生机构医疗废物管理办法》有关规定，进行规范处置。

（十一）加强实验活动管理

新型冠状病毒肺炎被定为乙类传染病，按甲类管理，相关实验活动暂按照病原微生物危害程度分类中第二类病原微生物进行管理，实验室应严格遵照《新型冠状病毒感染的肺炎实验室检测技指南(第二版)》中的要求开展实验活动,不得超范围开展与自身防护等级不相适应的实验活动。

(十二) 感染事件的处置

医疗机构发生实验人员感染事件时,应立即报告感控管理部门和生物安全管理部门,根据应急预案采取紧急处置,对实验场所进行彻底消毒,对暴露人员第一时间进行隔离与医疗救治。发生实验室感染事件时,所在地的疾病预防控制机构应当及时进行流行病学调查,查找感染源、感染途径、感染因素,采取控制措施,防止感染源的传播和感染范围的扩大。

二、重点部门管理

发热门诊、隔离病区(房)等重点部门的建筑布局和工作流程应当符合《医院隔离技术规范》等有关要求,人员防护应严格遵照《医疗机构内新型冠状病毒感染预防与控制技术指南(第一版)》附件中的医务人员穿脱防护用品的流程。患者转出后按《医疗机构消毒技术规范》进行终末处理,医疗机构应当为患者及陪同人员提供口罩并指导其正确佩戴。

(一) 隔离病区(房)

1. 收治疑似或确诊新型冠状病毒肺炎患者的隔离病区(房)建筑布局和工作流程应当符合《医院隔离技术规范》等有关要求,并配备符合要求、数量合适的医务人员防护用品。设置负压病区(房)的医疗机构应当按相关要求进行规范管理,按照《医院空气净化管理规范》(WS/T 368—2012)的规定,采取适宜的空气净化措施。

2. 对疑似或确诊患者应当及时采取隔离措施,疑似和确诊患者应当分开安置;疑似患者进行单间隔离,经病原学确诊的患者可以同室安置。

3. 在实施标准预防的基础上,采取接触隔离、飞沫隔离和空气隔离等措施。具体措施包括:

(1)进出隔离病区(房),应当严格执行《医院隔离技术规范》中医务人员穿脱防护用品的流程,正确实施手卫生及穿脱防护用品,做到生物安全三级防护。

(2)应当制订医务人员穿脱防护用品的流程;制作流程图和配置穿衣镜。配备熟练掌握感染防控技术的人员督导医务人员防护用品的穿脱,防止污染。

(3)用于诊疗疑似或确诊患者的听诊器、体温计、血压计等医疗器具及护理物品应当专人专用。若条件有限,不能保障医疗器具专人专用时,每次使用后应当进行规范的清洁和消毒。

4. 重症患者应当收治在重症监护病房或者具备监护和抢救条件的病房(区)收治重症患者的监护病房或者具备监护和抢救条件的病房(区)不得收治其他患者。

5. 严格规范探视制度,原则上不设陪护。若遇患者病情危重等特殊情况必须探视的,探视者必须严格按照规定做好个人防护。

(二)重点疫区发热门诊

重点疫区的重点医院发热门诊管理应遵照《国家卫生健康委办公厅关于加强重点地区重点医院发热门诊管理及医疗机构内感染防控工作的通知》(国卫办医函〔2020〕102号)执行。

1. 加强门急诊预检分诊管理 加强预检分诊能力建设、完善预检分检流程,做好患者到发热门诊的转移。

2. 加强发热门诊管理 做好设置、分区管理。结合疫情防控和医疗机构实际情况,将发热门诊划分为特殊诊区(室)和普通诊区(室)。特殊诊区(室)一般选择相对独立的区域,专门用于接诊患新型冠状病毒肺炎可能性较大的患者。加强隔离留观病区(房)管理。隔离留观病区(房)的数量,应当依据疫情防控需要和发热门诊诊疗量确定,并根据变化进行调整。隔离留观病区(房)应当满足有效防止疾病传播隔离要求。对于确诊新型冠状病毒肺炎疑似病例,应当按照要求转诊至定点医院救治,进行规范治疗。

3. 加强普通病区管理 及时发现发热患者,加强隔离病室管理,隔离病室应当满足单间隔离要求,考虑疑似病例的,应当在2h内进行网络直报,并采集呼吸道或血液标本进行新型冠状病毒核酸检测。同时,尽快将患者转运至定点医院,进行规范治疗。隔离病室由专人负责,诊疗物品专室专用。

4. 合理配置医务人员,降低医务人员暴露风险　医务人员在污染区、潜在污染区和清洁区不同区域工作,发生医疗机构内感染暴露风险的高低不同。应当在为医务人员提供方便的清洁条件(如洗澡等)的同时,将医务人员的工作区域相对固定,并根据不同区域将医务人员进行分类。实施同类人员集中管理,有效控制不同暴露风险人员因在工作区和生活区密切接触产生交叉污染的风险。

三、医务人员防护

进行新型冠状病毒感染肺炎患者及疑似患者诊疗活动及实验室检测时,接触或可能接触新型冠状病毒肺炎病例和感染者、污染物(血液、体液、分泌物、呕吐物和排泄物等)及其污染的物品或环境表面的所有人员均应使用个人防护装备。

(一) 防护措施

采取飞沫隔离、接触隔离和空气隔离防护措施,根据不同情形,做到以下防护:

1. 接触患者的血液、体液、分泌物、排泄物、呕吐物及污染物品时,戴清洁手套,脱手套后洗手。

2. 可能受到患者血液、体液、分泌物等喷溅时,戴医用防护口罩(N95 及以上级别)或动力送风过滤式呼吸器、护目镜,穿防渗隔离衣。

3. 为疑似患者或确诊患者实施可能产生气溶胶的操作(如气管插管、无创通气、气管切开,心肺复苏,插管前手动通气和支气管镜检查等)时:①采取空气隔离措施;②佩戴医用防护口罩,并进行佩戴气密性检查和适合性检验;③眼部防护(如护目镜或面罩);④穿防体液渗入的长袖隔离衣,戴手套;⑤操作应当在通风良好的房间内进行;⑥房间中人数限制在患者所需护理和支持的最低数量。

（二）防护用品使用要求

防护用品的使用应满足以下要求：

1. 医用防护口罩 原则上在发热门诊、隔离留观病区（房）、隔离病区（房）和隔离重症监护病区（房）等区域，以及进行采集呼吸道标本、气管插管、气管切开、无创通气、吸痰等可能产生气溶胶的操作时使用。一般 4h 更换，污染或潮湿时随时更换。其他区域和在其他区域的诊疗操作，原则上不使用。动力送风过滤式呼吸器可重复使用，使用前和脱卸后均应严格进行表面消毒，并放于指定位置。

2. 乳胶检查手套 需正确穿戴和脱摘，注意及时更换手套。禁止戴手套离开隔离区域或实验区域。若戴两层手套，脱去外层手套之前应先用消毒剂进行手部消毒。做实验室核酸检测的实验人员应用无粉手套以防止样本被污染。建议采用长袖口、乳胶橡胶和丁腈类的手套。一次性手套不得重复使用，丢弃前应先进行消毒。

3. 防护面屏或护目镜 在隔离留观病区（房）、隔离病区（房）和隔离重症监护病区（房）等区域，以及采集呼吸道标本、气管插管、气管切开、无创通气、吸痰等可能出现血液、体液和分泌物等喷溅操作时使用。禁止戴护目镜离开上述区域。如防护面屏或护目镜为可重复使用的，应当消毒后再重复使用。在一次性护目镜供给不足的紧急情况下，经严格消毒后可重复使用。其他区域和在其他区域的诊疗操作原则上不使用护目镜。消毒时应不损害护目镜的使用功能。护目镜和防护面屏两者的作用相似，选择其中的一种佩戴即可，同时佩戴会影响操作视野，反而增加操作难度和锐器伤发生的风险。

4. 隔离衣和防护服 严格落实标准预防的基础上，强化接触传播、飞沫传播和空气传播的感染防控，正确选择和使用防护服。预检分诊、发热门诊使用普通隔离衣，在隔离留观病区（房）、隔离病区（房）和隔离重症监护病区（房）使用防护服，其他区域和在其他区域的诊疗操作原则上不使用防护服。隔离衣和防护服原则上不得重复使用。禁止穿着隔离衣和防护服离开诊疗及实验区域。

5. 合理使用紧急医用物资防护服 疫情防控期间,医用防护服不足时,医疗机构可使用紧急医用物资防护服。紧急医用物资防护服应当符合欧盟医用防护服标准(EN14126 标准,其中液体阻隔等级在 2 级以上)并取得欧盟 CE 认证,或符合液体致密型防护服标准(type3,符合 EN14605 标准)、喷雾致密型防护服标准(type4,符合 EN14605 标准)、防固态颗粒物防护服标准(type5,符合 ISO13982-l、ISO13982-2 标准)。紧急医用物资防护服仅用于隔离留观病区(房)、隔离病区(房),不能用于隔离重症监护病区(房)等有严格微生物指标控制的场所。

6. 各医疗机构使用的紧急医用物资防护服应当由国务院应对新型冠状病毒肺炎疫情联防联控机制医疗物资保障组确定的定点生产企业生产(请关注国家卫生健康委员会官网站)。紧急医用物资防护服实行标识标记管理,产品外包装正面应醒目标注产品"仅供应急使用"(红色、楷体二号字),产品名称为"紧急医用物资防护服"(红色、黑体二号字),产品使用范围为"本产品用于隔离留观病区(房)、隔离病区(房)等,严禁在隔离重症监护病区(房)等有严格微生物指标控制的场所使用"(红色、仿宋三号字),以及产品号型规格(分 160、165、170、175、180、185 六种类型,黑色、楷体三号字),产品依据标准编号(黑色、楷体三号字)、定点生产企业名称(褐色、楷体三号字)等信息。

以上措施属于此次疫情防控的临时应急措施,疫情结束后自行解除。

(三) 其他

1. 其他特定人群如物业保洁人员、保安人员个体防护遵照《新型冠状病毒肺炎防控方案(第五版)》附件 6《特定人群个人防护指南》。

2. 每次接触患者后立即进行手的清洗和消毒。

3. 一次性医用外科口罩、医用防护口罩、防护服或者隔离衣等防护用品被患者血液、体液、分泌物等污染时应当立即更换。

4. 下班前应当进行个人卫生处置,并注意呼吸道与黏膜的防护(如洗澡、洗脸、清洗鼻腔、漱口、清洗外耳郭等)。对手机等工作时有接触的个人物品必须做好表面消毒。

四、患者管理

1. 对疑似或确诊患者及时进行隔离,并按照指定规范路线由专人引导进入隔离区域。

2. 患者进入病区前更换患者服,个人物品及换下的衣服集中消毒处理后,存放于指定地点由医疗机构统一保管。

3. 指导患者正确选择、佩戴口罩,正确实施咳嗽礼仪和手卫生。

4. 加强对患者探视或陪护人员的管理。

5. 对被隔离的患者,原则上其活动限制在隔离病房内,减少患者的移动和转换病房,若确需离开隔离病房或隔离区域时,应当采取相应措施如佩戴医用外科口罩,防止患者对其他患者和环境造成污染。

6. 疑似或确诊患者出院、转院时,应当更换干净衣服后方可离开,按《医疗机构消毒技术规范》(WS/T 367—2012)对其接触环境进行终末消毒。

7. 如需对患者进行转运,应严格遵照《新型冠状病毒感染的肺炎病例转运工作方案(试行)》,车辆和车载设备、医护人员和司机必须符合转运要求。有条件的医疗机构尽可能采用负压转运车,转运过程医护人员、司机做好个体防护。患者如病情允许应戴外科口罩,转运过程中应注意减少气溶胶的产生,转运结束车辆进行终末消毒,终末消毒应遵循《医疗机构消毒技术规范》(WS/T 367—2012)。

8. 疑似或确诊患者死亡的,对尸体应当及时进行处理。处理方法为:用 3 000mg/L 的含氯消毒剂,或 0.5% 过氧乙酸棉球或纱布填塞患者口、鼻、耳、肛门等所有开放通道;用双层布单包裹尸体,装入双层尸体袋中,由专用车辆直接送至指定地点火化。患者住院期间使用的个人物品经消毒后方可随患者或家属带走。尸体的处置具体参照《新型冠状病毒感染的肺炎患者遗体处置工作指引（试行）》。

五、设施控制

1. 严格落实感控分区管理。全面加强和落实医疗机构分区管理要求，合理划分清洁区、潜在污染区和污染区。强化对不同区域的管理制度、工作流程和行为规范的监督管理。物品的流向应遵循从清洁区向潜在污染区或污染区的走向，不可逆向转运。医疗废物应从专用废物运送通道转运至指定暂存点，如无专用废物通道应在潜在污染区及污染区进行严格消毒灭菌，方可沿原进入通道进行转运。医院重点诊疗部门及实验室净化要求应遵循《医院空气净化管理规范》（WS/T 368—2012)的要求。

2. 新型冠状病毒相关实验室活动应在 BSL-2 实验室及 PCR 实验室、负压 BSL-2 及负压 PCR 样本处理区和产物分析区进行。如为负压实验室则应确认其压力状况处于设定值，气流符合从洁净向污染的走向。应确保生物安全柜、高压蒸汽灭菌器、实验室空调系统正常运转。

3. 空气净化符合卫生要求，实验室空气中细菌菌落总数 $\leqslant$ 4CFU/(15min·直径 9cm 平皿)。

4. 定期检查空气处理机组、新风机组，并保持清洁。定期更换送风机组中的初、中、高效过滤器。排风机组中的中效过滤器宜每年更换。

5. 中央空调通风系统的卫生应符合《公共场所集中空调通风系统卫生规范》（WS 394—2012)要求，定期进行空调清洗消毒，清洗消毒应由有资质的清洗公司遵照《公共场所集中空调通风系统清洗消毒规范》（WS/T 396—2012)进行。

六、消毒灭菌措施

详见第十章"消毒灭菌"相关内容。

应注意对于性能不稳定的消毒剂如含氯消毒剂,配制后使用时间不应超过 24h。清理污染物应严格遵循活病毒生物安全操作要求,采用压力蒸汽灭菌处理,并进行实验室换气,防止次生危害。

七、医疗废物管理措施

详见第九章"医疗废物处置"相关内容。

八、手卫生管理

严格按照《医务人员手卫生规范》(WS/T 313—2019)进行彻底的手卫生。

实验室应设置洗手与卫生手消毒设施,应设置流动水洗手设施,建议为非手触式水龙头。应配备清洁剂,肥皂应保持清洁与干燥,盛放皂液的容器宜为一次性使用。应配备干手物品或者设施,避免二次污染。应配备合格的速干手消毒剂。手卫生设施的设置应方便医务人员使用。

卫生手消毒剂应符合下列要求:符合国家有关规定;宜使用一次性包装;医务人员对选用的手消毒剂应有良好的接受性;手消毒剂无异味、无刺激性等。

九、职业暴露处置

医务人员发生职业暴露,应及时进行局部处理,并按照要求和流程进行报告。

1. 发生血源性病原体意外职业接触后应立即进行局部处理,包括:用肥皂液和流水清洗被污染的皮肤,用生理盐水冲洗被污染的黏膜。如有伤口,应由近心端向远心端轻轻挤压,避免挤压伤口局部,尽可能挤出损伤处的血液,再用肥皂水和流动水进行冲洗(冲洗时间至少大于 5min)。受伤部位的伤口冲洗后,应当用消毒液(75% 乙醇溶液或 0.5% 聚维酮碘)进行消毒,并包扎伤口,被污染的黏膜用生理盐水反复冲洗干净。

2. 新型冠状病毒毒种或其他潜在感染性材料污染生物安全柜

的操作台造成局限污染时,使用有效氯含量为 0.55% 的消毒液,消毒剂应现用现配,24h 内使用。

3. 含病毒培养器皿碎裂或倾覆造成实验室污染时,保持实验室空间密闭,避免污染物扩散,使用有效氯含量为 0.55% 消毒液浸润的毛巾覆盖污染区。必要时(大量溢洒时)可用过氧乙酸加热熏蒸实验室,剂量为 $2g/m^3$,熏蒸过夜;或 20g/L 过氧乙酸消毒液用气溶胶喷雾器喷雾,用量 $8ml/m^3$,作用 1~2h;必要时或用高锰酸钾-甲醛熏蒸:高锰酸钾 $8g/m^3$,放入耐热耐腐蚀容器(陶罐或玻璃容器),加入甲醛(40%)$10ml/m^3$,熏蒸 4h 以上。熏蒸时室内湿度保持在 60%~80%。

4. 发生职业暴露后应根据现有信息评估被传染的风险,现有信息包括患者的液体类型(例如血液、可见体液、其他潜在传染性液体或组织和浓缩的病毒)和职业暴露类型(即经皮伤害、经黏膜或破损皮肤和叮咬)。职业暴露后应追踪相关指标。具体评估、处理、预防及检测流程应遵循《血源性病原体职业接触防护导则》(GBZ/T 213—2008)及《职业暴露感染艾滋病病毒处理程序规定》。

十、检测实验室感染控制

1. 实验室工作人员出现与本实验室从事的新型冠状病毒相关实验活动有关的感染临床症状或者体征时,实验室负责人应当向负责实验室感染控制工作的部门和生物安全管理部门报告,同时派专人陪同及时就诊,就诊途中应采取措施避免和正常人群接触,防止疾病传播;实验室工作人员应当将近期所接触的病原微生物的种类和危险程度如实告知诊治医疗机构。接诊的医疗机构应当及时救治;不具备相应救治条件的,应当依照规定将感染的实验室工作人员转诊至具备相应传染病救治条件的医疗机构;具备相应传染病救治条件的医疗机构应当接诊治疗,不得拒绝救治。

2. 实验室发生新型冠状病毒泄漏时,实验室工作人员应当立即采取控制措施,防止新型冠状病毒扩散,并同时向负责实验室感染控制工作的部门和生物安全管理部门报告。负责实验室感染控制工作的部门和生物安全管理部门接到报告后,应当立即按照应急预案的规定程序启动实验室感染应急处置预案,并组织人员对该实验室生物安全状况等进行调查;确认发生实验室感染或者新型冠状病毒泄漏的,应当在 2h 内报告机构所在地县级卫生健康行政主管部门,县级卫生健康行政主管部门应当在 2h 内向本级人民政府报告并同时向上级卫生健康行政主管部门进行报告。实验室应同时采取控制措施,对有关人员进行医学观察或者隔离治疗,封闭实验室,防止扩散。

3. 卫生健康行政主管部门接到关于实验室发生工作人员感染新型冠状病毒事故或者泄漏事件的报告,或者发现实验室从事病原微生物相关实验活动造成实验室感染事故的,应当立即组织疾病预防控制机构、医疗机构及其他有关机构依法采取下列预防、控制措施:

(1)封闭被病原微生物污染的实验室或者可能造成病原微生物扩散的场所。

(2)开展流行病学调查。

(3)对患者进行隔离治疗,对相关人员进行医学检查。

(4)对密切接触者进行医学观察。

(5)进行现场消毒。

(6)对患有疫病或者疑似患有疫病的动物采取隔离、扑杀等措施。

(7)其他需要采取的预防、控制措施。

4. 医疗卫生机构及其执行职务的医务人员发现由于实验室感染而引起的与新型冠状病毒相关的传染病患者、疑似传染病患者或者患有疫病、疑似患有疫病的动物时,诊治的医疗机构或者兽医医疗机构应当在 2h 内报告所在地的县级卫生健康行政主管部门;接到报告的卫生健康行政主管部门应当在 2h 内通报实验室所在地的县级卫生健康行政主管部门。接到通报的卫生健康行政主管部门应当立即组织疾病预防控制机构,采取预防、控制措施。

5. 发生病原微生物扩散,有可能造成传染病暴发、流行时,县级以上卫生健康行政主管部门应当依照有关法律、行政法规的规定及实验室感染应急处置预案进行处理。

十一、医院感染暴发报告及处置管理

医院感染暴发报告及处置应遵照《医院感染暴发报告及处置管理规范》要求。

1. 医院发现以下情形时,应当于12h内向所在地县级卫生健康行政主管部门报告,并同时向所在地疾病预防控制机构报告。

(1)5例以上疑似医院感染暴发。

(2)3例以上医院感染暴发。

2. 县级卫生健康行政主管部门接到报告后,应当于24h内逐级上报至省级卫生健康行政主管部门。

3. 省级卫生健康行政主管部门接到报告后组织专家进行调查,确认发生以下情形的,应当于24h内上报至国家卫生健康委员会。

(1)5例以上医院感染暴发。

(2)由于医院感染暴发直接导致患者死亡。

(3)由于医院感染暴发导致3人以上人身损害后果。

4. 中医医院(含中西医结合医院、民族医医院)发生医院感染暴发的,省级卫生健康行政主管部门应当会同省级中医药管理部门共同组织专家进行调查。确认发生以上情形的,省级中医药管理部门应当向国家中医药管理局报告。

5. 医院发生以下情形时,应当按照《国家突发公共卫生事件相关信息报告管理工作规范(试行)》的要求,在2h内向所在地县级卫生健康行政主管部门报告,并同时向所在地疾病预防控制机构报告。所在地的县级卫生健康行政主管部门确认后,应当在2h内逐级上报至省级卫生健康行政主管部门。省级卫生健康行政主管部门进行调查,确认发生以下情形的,应当在2h内上报至国家卫生健康委员会。

(1)10例以上的医院感染暴发。

（2）发生特殊病原体或者新发病原体的医院感染。

（3）可能造成重大公共影响或者严重后果的医院感染。

6. 中医医院（含中西医结合医院、民族医医院）发生上述情形时，省级中医药管理部门应当向国家中医药管理局报告。

7. 省级卫生健康行政主管部门和省级中医药管理部门上报国家卫生健康委员会和国家中医药管理局的医院感染暴发信息的内容包括：医院感染暴发发生的时间和地点、感染初步诊断、累计感染人数、感染者目前健康状况、感染者主要临床症候群、疑似或者确认病原体、感染源、感染途径及事件原因分析、相关危险因素主要检测结果、采取的控制措施、事件结果及下一步整改工作情况等。

8. 处置工作。医院发生疑似医院感染暴发或者医院感染暴发，应当及时采取有效处理措施，控制感染源，切断传播途径，积极实施医疗救治，保障医疗安全；应当及时开展现场流行病学调查、环境卫生学检测及有关的标本采集、病原学检查等工作；县级及以上地方卫生健康部门接到报告后，应当及时组织有关专家指导医院开展医院感染暴发的医疗救治及调查处置工作，提供相应的技术支持。

第八章 个人防护

　　个人防护是医务人员、实验人员及护理、工勤人员等预防相关感染的最后一道防线,十分重要。所有从事相关工作的人员均应经过个人防护知识培训,了解并掌握识别潜在的生物危害、评估感染风险,并建立预防措施和标准化规程,最大限度减少感染暴露的风险,严格遵守生物安全管理和感染控制的相关制度与标准操作规程,在工作过程中始终采取和保持相应的个人防护措施。

　　不同岗位人员的个体防护措施应根据其各自遇到风险的大小选择相适应的防护等级。个体防护应坚持安全第一、合理选择、规范使用、有效保护的原则,既要避免防护不足,也要防止过度防护。

一、分级防护

　　医务人员根据不同的感染风险等级,有针对性地选择不同的个人防护用品、采取有效防护措施,称为分级防护。生物安全防护分为一级生物安全防护、二级生物安全防护、三级生物安全防护和特殊防护。

　　1. 一级生物安全防护　佩戴医用外科口罩、乳胶手套、工作服,加手卫生,可戴医用防护帽。

　　2. 二级生物安全防护　佩戴医用防护口罩或 N95 口罩、乳胶手套、工作服外隔离衣、医用防护帽,加手卫生。酌情(比如有喷溅风险)可加护目镜。

3. 三级生物安全防护 佩戴医用防护口罩或 N95 口罩、单或双层乳胶手套(如果条件许可,采用不同颜色)、防护面屏、护目镜、工作服外防护服、单层或双层医用防护帽,加手卫生。

4. 特殊防护 当出现患者剧烈咳嗽且没有呼吸道屏障时,在三级防护的基础上,可以穿戴双层防护服、全面型呼吸防护器、三层乳胶手套、双层医用防护帽等。

二、个人防护用品

个人防护用品(personal protective equipment,PPE)是用于保护医护、实验及其他相关人员,避免接触感染性物质的各种屏障用品。个人防护用品涉及呼吸防护、头面部防护、躯体防护、手足部防护,包括口罩(医用外科口罩、医用防护口罩)、全面型呼吸防护器、医用防护帽、护目镜、防护面罩或防护面屏、防护服、隔离衣、工作服、防水围裙、手套、鞋套等。

针对新型冠状病毒肺炎需要做好呼吸道飞沫隔离和接触隔离防护措施,科学、规范地使用个人防护用品,避免出现无效防护或过度防护。

个人防护用品各项性能应符合国家标准、行业标准等规定,且在有效期内使用。使用前注意检查包装完好性。

(一)口罩

1. 医用外科口罩 医用外科口罩用于保护医务人员避免接触大的感染性飞沫(直径 >5μm),结构为鼻夹、三层结构(外层阻隔体液、中间层微粒吸附、内层吸潮)和系带(图 8-1)。医用外科口罩应符合《医用外科口罩》(YY 0469—2011)要求。口罩在使用过程中变湿、损坏或明显被污染时,应当更换。

(1)医用外科口罩佩戴步骤(图 8-2)

1)将口罩罩住鼻、口及下巴,口罩下方带系于颈后,上方带系于头顶中部。

2)用手指按压鼻夹,根据鼻梁形状塑型。

3)调整系带的松紧度,使其紧密贴合于面部。

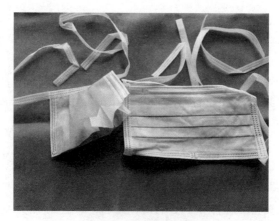

图 8-1　医用外科口罩

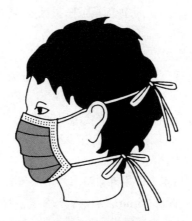

图 8-2　医用外科口罩佩戴示意图

(2) 医用外科口罩脱卸步骤(图 8-3)

1) 手卫生。

2) 解开系带。

3) 捏住口罩的系带轻轻投入医疗垃圾袋内,不要接触口罩前面(污染面)。

4) 手卫生。

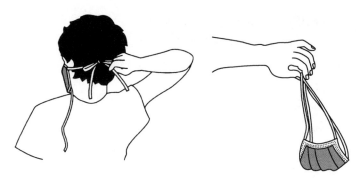

图 8-3 医用外科口罩脱卸示意图

2. 医用防护口罩 医用防护口罩(图 8-4)是能阻止经空气传播的直径 ≤ 5μm 的感染因子,或近距离(<1m)接触经飞沫传播而发生感染的口罩。医用防护口罩应符合《医用防护口罩技术要求》(GB 19083—2010)的要求。一般 4h 更换,污染或潮湿时,随时更换,不重复使用。对非油性颗粒物的过滤效率,1 级应 ≥ 95%,2 级应 ≥ 99%,3 级应 ≥ 99.97%。

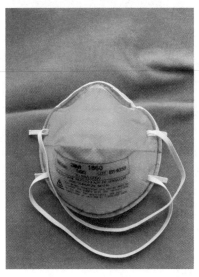

图 8-4 医用防护口罩

（1）医用防护口罩佩戴步骤（图8-5）

1）一手托住呼吸防护器，罩住鼻、口及下巴，鼻夹朝外朝上。

2）将两根松紧带拉至头后部。

3）用手指按压鼻夹，根据鼻梁形状塑型。

4）戴好后，进行自我密合性检查（快速呼气，正压检查；快速吸气，负压检查；感觉口罩略微有鼓起或塌陷）；如有条件，可借助仪器进行密合性测试。

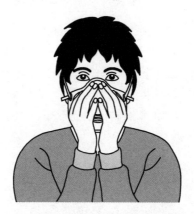

图8-5 医用防护口罩佩戴示意图

（2）医用防护口罩脱卸步骤（图8-6）

1）手卫生。

2）依次抓住颈部、头部松紧带，提过头部，脱下。

3）捏住松紧带轻轻投入指定容器内。

4）手卫生。

3. 防颗粒物口罩

（1）KN95口罩：符合《呼吸防护自吸过滤式防颗粒物呼吸器》（GB 2626—2006）要求，非油性颗粒物过滤效果 ≥ 95%，且只适用于过滤非油性颗粒物。

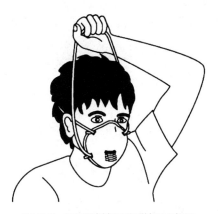

图8-6　医用防护口罩脱卸示意图

(2) KP95口罩：符合《呼吸防护自吸过滤式防颗粒物呼吸器》(GB 2626—2006)要求,油性颗粒物过滤效果≥95%,适用于过滤油性和非油性颗粒物。

(3) N95口罩：符合美国职业安全与卫生研究所(The National Institute for Occupational Safety and Health,NIOSH)认证,非油性颗粒物过滤效率≥95%。

(4) FFP2口罩：符合欧盟EN149-2001标准,过滤效果≥94%。

(5) DS2/DL2口罩：符合日本JIS/T 8151—2005标准,过滤效果≥95%。

(6) P2口罩：符合澳大利亚AS/NZS1716-2012标准,过滤效果≥94%。

4. 其他口罩

(1) 一次性使用医用口罩：符合《一次性使用医用口罩标准》(YY/T 0969—2013)要求。

(2) 棉布口罩、纱布口罩、新材料防尘口罩、带呼气阀口罩都不推荐用于实验室等人员预防呼吸道传染病。

（二）手套

1. 佩戴手套注意事项

（1）在接触感染性物质（血液、体液、分泌物、渗出液）时，必须戴手套。

（2）手套被污染或破损后，应尽快脱下更换。

（3）一次性手套不得重复使用。

（4）不得戴着手套离开污染区域。

（5）戴手套的手避免触摸颜面部，避免触摸或调整其他个人防护用品。

（6）戴手套的手不能触摸不必要的物体表面如灯开关、门把手等。

2. 手套佩戴步骤

（1）在使用手套前应该检查手套是否褪色、穿孔（漏损）或有裂缝。

（2）戴上手套后，将手套口遮盖住实验服袖口（图 8-7）。

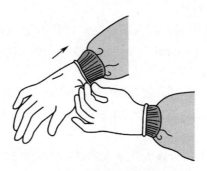

图 8-7　将手套口遮盖住实验服袖口

3. 手套脱卸步骤（图 8-8）

（1）用戴着手套的手捏住另一只手套污染面的边缘将手套脱下。

（2）戴着手套的手握住脱下的手套，用脱下手套的手捏住另一只手套清洁面（内面）的边缘，将手套脱下。

（3）用手捏住手套的里面轻投至指定容器内。

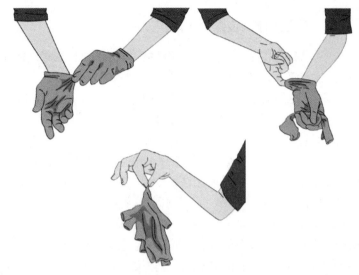

图 8-8　手套脱卸示意图

（三）防护服

临床医务人员在接触传染病患者时所穿的一次性防护用品。防护服应符合《医用一次性防护服技术要求》（GB 19082—2009）。防护服不得重复使用。禁止穿着防护服离开污染区域。

（四）护目镜

采集呼吸道标本、打开标本盖等可能出现血液、体液和分泌物等喷溅操作时使用。禁止戴着护目镜离开污染区。护目镜可重复使用的，应消毒后再重复使用。

（五）防护面罩/防护面屏

采集呼吸道标本、打开标本盖等可能出现血液、体液和分泌物等喷溅操作时使用。可重复使用的防护面罩/防护面屏，使用后应当消毒方可重复使用；一次性使用的面屏，不得重复使用。护目镜和防护面罩/防护面屏不需要同时使用。禁止戴着防护面罩/防护面屏离开污染区。

三、不同工作岗位的个人防护

1. 重要操作的个人防护 医疗机构和医务人员应当强化标准预防措施的落实,严格落实《医务人员手卫生规范》(WS/T 313—2009)要求,佩戴医用外科口罩/医用防护口罩,必要时戴乳胶手套。详见第七章内"医务人员防护"相关内容。

2. 医院内重点部门医务人员的个人防护

(1)发热门诊:医务人员开展诊疗工作应当执行标准预防。要正确佩戴医用外科口罩或医用防护口罩,戴口罩前和摘口罩后应当进行洗手或手卫生消毒。

(2)急诊:医务人员开展诊疗工作应当执行标准预防。要正确佩戴医用外科口罩或医用防护口罩。实施急诊气管插管等感染性职业暴露风险较高的诊疗措施时,应当按照接治确诊患者的要求采取预防措施。

(3)隔离病区:建议穿戴工作服、一次性工作帽、一次性手套、防护服、医用防护口罩或动力送风过滤式呼吸器、防护面屏或护目镜、工作鞋或胶靴、防水靴套等。

(4)实验室:根据不同的岗位采取相应的个人防护措施。

(5)标本采集人员:建议穿戴工作服、一次性工作帽、双层手套、防护服、KN95/N95及以上颗粒物防护口罩或医用防护口罩或动力送风过滤式呼吸器、防护面屏、工作鞋或胶靴、防水靴套。必要时,可加穿防水围裙或防水隔离衣。

3. 其他人员个人防护

(1)流行病学调查人员:对密切接触者调查时,穿戴一次性工作帽、医用外科口罩、工作服、一次性手套,与被调查对象保持1m以上距离。

对疑似、临床诊断病例(仅限湖北省)、确诊病例和无症状感染者调查时,建议穿戴工作服、一次性工作帽、一次性手套、防护服、KN95/N95及以上颗粒物防护口罩或医用防护口罩、防护面屏或护目镜、工作鞋或胶靴、防水靴套等;对疑似、临床诊断病例(仅限湖北省)、确诊病例和无症状感染者也可考虑采取电话或视频方式进行流行病学调查。

（2）医学观察场所工作人员：建议穿戴工作服、一次性工作帽、一次性手套、防护服、医用防护口罩或动力送风过滤式呼吸器、防护面屏或护目镜、工作鞋或胶靴、防水靴套等。

（3）病例和无症状感染者转运人员：建议穿戴工作服、一次性工作帽、一次性手套、防护服、医用防护口罩或动力送风过滤式呼吸器、防护面屏或护目镜、工作鞋或胶靴、防水靴套等。

（4）尸体处理人员：建议穿戴工作服、一次性工作帽、一次性手套和长袖加厚橡胶手套、防护服、KN95/N95及以上颗粒物防护口罩或医用防护口罩或动力送风过滤式呼吸器、防护面屏、工作鞋或胶靴、防水靴套、防水围裙或防水隔离衣等。

（5）环境清洁消毒人员：建议穿戴工作服、一次性工作帽、一次性手套和长袖加厚橡胶手套、防护服、KN95/N95及以上颗粒物防护口罩或医用防护口罩或动力送风过滤式呼吸器、防护面屏、工作鞋或胶靴、防水靴套、防水围裙或防水隔离衣。使用动力送风过滤式呼吸器时，根据消毒剂种类选配尘毒组合的滤毒盒或滤毒罐，做好消毒剂等化学品的防护。

四、个人防护用品穿脱程序

1. 医务人员进入隔离病区穿戴防护用品程序

（1）医务人员通过员工专用通道进入清洁区，认真洗手后依次穿戴医用防护口罩、一次性帽子或布帽、工作鞋袜，有条件的可以更换刷手衣裤。

（2）在进入潜在污染区前穿工作服，手部皮肤有破损或疑似有损伤者戴手套进入潜在污染区。

（3）在进入污染区前，脱工作服，换穿防护服或者隔离衣，加戴一次性帽子和一次性医用外科口罩（共穿戴两层帽子、口罩）、防护眼镜、手套、鞋套。

2. 医务人员离开隔离病区脱摘防护用品程序

(1)医务人员离开污染区前,应当先消毒双手,依次脱摘防护眼镜、外层一次性医用外科口罩和外层一次性帽子、防护服或者隔离衣、鞋套、手套等物品,分置于专用容器中,再次消毒手,进入潜在污染区,换穿工作服。

(2)离开潜在污染区进入清洁区前,洗手与手消毒,脱工作服,洗手和手消毒。

(3)离开清洁区前,洗手与手消毒,摘去里层一次性帽子或布帽、里层医用防护口罩,沐浴更衣,并进行口腔、鼻腔及外耳道的清洁。

(4)每次接触患者后立即进行手的清洗和消毒。

(5)下班前应当进行个人卫生处置,并注意呼吸道与黏膜的防护。

3. 防护装备脱卸的注意事项

(1)医用外科口罩、医用防护口罩、护目镜、隔离衣等防护用品被患者血液、体液、分泌物等污染时应当及时更换。

(2)脱卸时尽量少接触污染面。

(3)脱下的防护眼罩、长筒胶鞋等非一次性使用的物品应直接放入盛有消毒液的容器内浸泡;其余一次性使用的物品应放入黄色医疗废物收集袋中作为医疗废物集中处置。

(4)脱卸防护装备的每一步均应进行手消毒,所有防护装备全部脱完后再次洗手、手消毒。

第九章　医疗废物处置

　　医疗机构法定代表人是医疗废物管理的第一责任人,产生医疗废物的具体责任部门和操作人员是直接责任人。实行后勤服务社会化的医疗机构要加强对提供后勤服务机构和人员的管理,组织开展培训,督促其掌握医疗废物管理的基本要求,切实履行职责。

　　各相关岗位人员应严格遵守相关法律法规及国家卫生健康委员会发布的指导性文件,对诊疗、检测与诊断过程中产生的医疗废物进行安全、规范处置。

一、医疗废物管理要求

(一) 以《医疗废物管理条例》和《医疗卫生机构医疗废物管理办法》作为依据

　　从事新型冠状病毒诊疗、检测与诊断及相关的机构应将新型冠状病毒感染确诊或疑似患者产生的医疗废物、实验室检测、诊断产生的废物,纳入感染性医疗废物管理,严格按照上述文件有关规定,进行规范处置。

(二) 从事新型冠状病毒检测的实验室废物管理要求

　　1. 开展新型冠状病毒相关医疗机构及实验活动的实验室应当制订废物处置程序文件及污物、污水处理操作程序,并制订废物处置发生意外时的应急方案。

2. 所有的危险性废物必须依照统一规格化的容器和标示方式,完整并且合规地标示废物内容。

3. 应当由经过适当培训的人员使用适当的个人防护装备和设备处理危险废物。

4. 临床实验室应定期对实验室从事废物收集和处置工作的人员和管理人员进行相关法律、专业技术、安全防护及紧急处理等知识的培训,并为其配备必要的防护用品,定期进行健康检查。

5. 实验室废物产生地应有废物分类收集方法的示意图或文字说明。

二、医疗废物处理原则

根据《医疗废物分类目录》,对实验室废物实施分类管理;减少废物产生的源头,将废物的量减至最少;将操作、收集、运输、处理及处置废物的危险减至最小;将其对环境的有害作用减至最小;只可使用被认可的技术和方法处理和处置危险废物;排放应符合国家或地方的规定和标准的要求。

三、医疗废物的分类

医疗机构在诊疗新型冠状病毒肺炎患者及疑似患者的发热门诊和病区(房)产生的废物,包括医疗废物和生活垃圾,均应当按照医疗废物进行分类收集。根据《医疗废物分类目录》(卫医发〔2003〕287号),将医疗废物分为感染性废物、病理性废物、损伤性废物、药物性废物和化学性废物。

新型冠状病毒肺炎样本检测涉及的医疗废物主要包括检测过的样本、个人防护用品、采样耗材、实验耗材,均属于感染性废物,采样的采血针、检测使用微量移液器的吸头等尖锐物属于损伤性废物。放入包装物或容器内的感染性废物或锐器不得取出。

四、医疗废物的包装及安全收集

医疗废物的包装袋颜色为淡黄,颜色应符合《漆膜颜色标准》

（GB/T 3181—2008）中 Y06 的要求，包装袋应在明显处印制图 9-1 所示的警示标志和警告语。

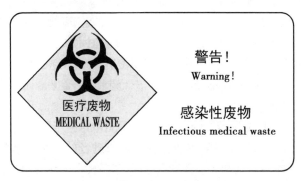

图 9-1　带警告语的警示标识

医疗废物专用包装袋、利器盒、实验室内垃圾桶的外表面应当有生物危害标识，在盛装医疗废物前，应当进行认真检查，确保其无破损、无渗漏。医疗废物收集桶应为脚踏式并带盖。医疗废物达到包装袋或者利器盒的 3/4 时，应当有效封口，确保封口严密。规范使用双层黄色医疗废物收集袋封装后，采用鹅颈结式封口，分层封扎。

按照医疗废物类别及时分类收集，确保人员安全，控制感染风险。盛装医疗废物的包装袋和利器盒的外表面被感染性废物污染时，应当对被污染处进行消毒处理或增加一层包装袋。分类收集使用后的一次性隔离衣、防护服等物品时，严禁挤压。每个包装袋、利器盒应当系有或粘贴中文标签，标签内容包括：医疗废物产生单位、产生部门、产生日期、类别，并在特别说明中标注"新型冠状病毒肺炎"或者简写为"新冠肺炎"。

五、医疗废物的安全处置及运送人员的个人防护

废物处置及运送人员参照《新型冠状病毒肺炎防控方案（第五版）》附件 6《特定人群个人防护指南》中"环境清洁消毒人员"的

要求执行,建议穿工作服、一次性工作帽、一次性手套和长袖加厚橡胶手套、医用一次性防护服、医用防护口罩(N95 及以上级别)或动力送风过滤式呼吸器、防护面屏、工作鞋或胶靴、防水靴套、防水围裙或防水隔离衣。废物处置及运送人员做完废物处置和运送后应按正确流程摘脱个人防护用品并立即用流水洗手,做好手卫生。医院感染管理部门或生物安全管理部门应对个人防护用品正确穿脱程序和手卫生等预防措施进行培训和监督,确保培训人员正确掌握和实施。

（一）分区域进行处理

收治新型冠状病毒肺炎患者及疑似患者的发热门诊和病区(房)的潜在污染区和污染区产生的医疗废物,在离开污染区前应当对包装袋表面采用 1 000mg/L 的含氯消毒液喷洒消毒(注意喷洒均匀),或在其外面加套一层医疗废物包装袋,及时密封;清洁区产生的医疗废物按照常规的医疗废物处置。隔离病房的确诊病例或疑似病例产生的具有传染性的排泄物,应当按照国家规定严格消毒,达到国际规定的排放标准后方可排入污水处理系统。

（二）做好记录

每次消毒灭菌均应做好记录,同时做好消毒灭菌效果评价及其记录。工作人员应当及时处理废物,不得将废物带出诊疗区和实验区。

（三）实验室废物的处置

1. 废液的处理 实验室产生的废液可分为普通污水和感染性废液。

(1)普通污水产生于洗手池等设备,对此类污水应当单独收集,排入实验室水处理系统,经处理达标后方可排放。

(2)感染性废液即在实验操作过程中产生的废水,采用化学消毒或物理消毒方式处理,并对消毒效果进行验证,确保彻底灭活,不得将废液直接弃置和倾倒排入下水道。

(3)实验室含病原体的培养基、标本、毒种及其保存液等高危险性废物,应当首先在产生地点进行压力蒸汽灭菌或者化学消毒处理,然后按感染性废物收集处理。

(4)消毒剂消毒参数:接收新型冠状病毒肺炎患者或疑似患者诊疗的定点医疗机构(医院、卫生院等)以及相关单位,采用液氯、二氧化氯、氯酸钠、漂白粉或漂白精消毒时,参考有效氯投加量为50mg/L。消毒接触池的接触时间≥1.5h,余氯量大于6.5mg/L(以游离氯计),粪大肠菌群数<100个/L。若因现有氯化消毒设施能力限制难以达到上述接触时间要求:接触时间为1.0h的,余氯大于10mg/L(以游离氯计),参考有效氯投加量为80mg/L,粪大肠菌群数<100个/L;若接触时间不足1.0h的,投氯量与余氯还需适当加大。

2. 固体废物的处理

(1)固体废物分类收集,固体废物的收集容器应当具有不易破裂、防渗漏、耐湿耐热、可密封等特性。实验室内的感染性垃圾不允许堆积存放,应当及时采用压力蒸汽灭菌处理。废物处置之前,应当存放在实验室内指定的安全地方。

(2)小型固体废物如组织标本、耗材、个人防护装备等均需经过压力蒸汽灭菌处理,再沿废物通道移出实验室。如需反复使用的个人防护用品如护目镜、面屏、正压送风式呼吸器,只做表面消毒,不作为实验废物进行高压灭菌。

(3)实验过程如使用锐器(包括针头、小刀、金属和玻璃等)要直接弃置于锐器盒内,高压灭菌后,再做统一处理。

(4)高压灭菌参数:下排气压力蒸汽灭菌器灭菌参数一般为121℃,灭菌时间30min,预排气压力灭菌器操作遵循厂家使用说明,一般为132~134℃,压力205.8kPa,灭菌时间4min,一般BSL-2实验室采用的灭菌器为下排气式。

(5)采用含氯消毒液浸泡消毒的实验耗材进行高压灭菌前应稀释消毒液以防止高压灭菌器内胆被氯离子腐蚀。

(6)体积较大的固体废物如高效过滤器,应当由专业人士进行原位消毒后,装入安全容器内进行消毒灭菌。不能进行压力蒸汽灭菌的物品如电子设备可以采用环氧乙烷熏蒸消毒处理。

(7)病理实验室产生的废弃组织等废物应用消毒液浸泡彻底消毒后作为固体医疗废物进行处置。

（四）消毒效果评价

1. 每次使用压力蒸汽灭菌器均应放入化学指示剂,压力灭菌结束后观察指示剂是否变色,以判定是否达到灭菌效果。

2. 定期用生物监测法进行灭菌效果评价,根据压力蒸汽灭菌器的使用频率和院感控制要求,用嗜热脂肪杆菌芽胞标准指示菌片进行测试。操作遵照《医疗机构消毒技术规范》(WS/T 367—2012)附录A执行。

3. 医疗机构污水消毒效果按《医疗机构水污染物排放标准》(GB 18466—2005)相关规定进行评价。

4. 定期对实验室排风高效过滤器进行检漏和更换,发现过滤器破损应立即联系专业人员进行更换。

六、医疗废物的运送贮存

（一）安全运送管理

转运医疗废物的周转箱(桶)整体应防液体渗漏,应便于清洗和消毒。周转箱(桶)整体为淡黄,颜色应符合《漆膜颜色标准》(GB/T 3181—2008)中 Y06 的要求。箱体侧面或桶身明显处应印(喷)制警示标志和警告语。在运送医疗废物前,应当检查包装袋或者利器盒的标识、标签以及封口是否符合要求。工作人员在运送医疗废物时,应当防止造成医疗废物专用包装袋和利器盒的破损,防止医疗废物直接接触身体,避免医疗废物泄漏和扩散。工作人员应当按照规定的时间和路线运送至内部指定的暂时贮存点。每天运送结束后,对运送工具进行清洁和消毒,浓度为 1 000mg/L 的含氯消毒液,消毒作用时间应不少于 30min。

（二）规范贮存交接

诊疗场所及实验室内医疗废物的贮存不得超过 24h,应该在产生的当日进行处理并运送到机构指定暂存点,暂存点的贮存不超过 2d。医疗废物暂存处应当有严密的封闭措施,设有工作人员进行管理,防止非工作人员接触医疗废物。暂时贮存病理性废物,应具备低温贮存或防腐条件,病理性废物应经过有效消毒后方可从病理室转运至暂存点。医疗废物宜在暂存处单独设置区域存放,尽快交由医疗废物处置单位进行处置。用 1 000mg/L 的含氯消毒液对医疗废物暂存处地面进行消毒,每天两次。地面消毒先由外向内喷洒一次,喷药量为 100~300ml/m²,待室内消毒完毕后,再由内向外重复喷洒一次。消毒作用时间不少于 30min。医疗废物产生部门、运送人员、暂存处工作人员,以及医疗废物处置单位转运人员之间,要逐层登记交接,并说明所转运的医疗废物来源于新型冠状病毒肺炎患者或疑似患者。

(三) 做好转移登记

严格执行危险废物转移联单管理,对医疗废物进行登记。登记内容包括医疗废物的来源、种类、重量或者数量、交接时间、最终去向,以及经办人签名,特别注明"新型冠状病毒肺炎"或"新冠肺炎",登记资料保存 3 年。

医疗机构要及时通知医疗废物处置单位进行上门收取,并做好相应记录。各级卫生健康行政主管部门和医疗机构要加强与生态环境部门、医疗废物处置单位的信息互通,配合做好新型冠状病毒肺炎疫情期间医疗废物的规范处置。

第十章 消毒灭菌

新型冠状病毒属于冠状病毒 β 属，有包膜，属于亲脂性病毒。对消毒剂的抗性低于细菌繁殖体（如大肠杆菌）。对有机溶剂敏感，对热、紫外线和常用的化学消毒因子都比较敏感。在热力 56℃、30min 以上条件下，或使用乙醚、75% 乙醇、氯仿等脂溶剂，或含氯消毒剂、过氧乙酸、过氧化氢等高效消毒剂，均可有效灭活病毒。

一、消毒灭菌原则

医疗机构应尽量选择一次性诊疗用品。用于诊疗疑似或确诊患者的听诊器、温度计、血压计等医疗器具及护理物品应当专人专用。若条件有限，不能保障医疗器具专人专用时，每次使用后应依据《医疗机构消毒技术规范》（WS/T 367—2012）和《医院消毒供应中心》（WS 310—2016）要求进行规范的清洁和消毒。重复使用的医疗器械应首选压力蒸汽灭菌，不耐热器械可选择化学消毒剂、灭菌剂或低温灭菌设备进行重复使用。

清洁是实现有效消毒、灭菌的基础和保障。通过清洁可清除有机物、盐和可见污染物，从而使消毒剂能充分接触到环境和物品表面上的病原微生物，达到有效的消毒效果。清洁措施本身在去污的过程中，可以将包裹在干扰物中的病原微生物一起清除，属于低水平的消毒措施。洗涤剂、表面活性剂和流动水冲洗均能够去除环境和物品表面的微生物。

二、消毒灭菌方法

环境物体表面可选择含氯消毒剂、二氧化氯、复合双链季铵盐类等消毒剂或相应的消毒湿巾(卫生湿巾)进行擦拭、喷洒或浸泡。

地面可选择含氯消毒剂等消毒剂拖拭消毒。

诊疗环境应加强通风或配备循环风空气消毒设备,环境空气可选择过氧化氢、过氧乙酸、二氧化氯等消毒剂喷雾消毒。

实验室废物应使用内循环下排式压力蒸汽灭菌器消毒后作为医疗废物处置。

排泄物、呕吐物应先用含高效消毒剂的吸附巾进行污物清除,再进行擦拭消毒。

所用消毒产品应符合国家卫生健康行政主管部门管理要求,并在有效期内,使用前应仔细阅读产品说明书。

三、化学消毒剂类型

化学消毒剂可分为高效消毒剂、中效消毒剂和低效消毒剂。高效消毒剂可达到高水平消毒效果,可以灭活所有的细菌繁殖体、分枝杆菌、病毒、真菌和一些细菌芽胞,包括:过氧化氢、二氧化氯、过氧乙酸以及含氯消毒剂等强氧化剂。这类化学消毒剂具有一定的毒性与腐蚀性,气味较刺激,需慎重使用,使用后应使用清水去除残留。选用化学消毒剂应严格按照产品使用说明书操作,不可用于说明书以外的范围。

中效消毒剂可以杀灭除朊毒、细菌芽胞以外的其他病原微生(如结核分枝杆菌等),包括醇类、碘类和双链季铵盐类等,还有一些经过复配的消毒剂也能达到中水平的消毒能力。

低效消毒剂可杀灭细菌繁殖体、有脂质包膜的病毒[如人类免疫缺陷病毒(HIV)、流感病毒等],单链季铵盐类、双胍类消毒剂等。

不同的消毒剂根据其类型不同、浓度不同,对病原微生物的杀灭时间也不同。例如双胍类消毒剂和 75% 的乙醇对亲脂类的病毒都有效,但是 75% 乙醇能在 0.5~1min 快速杀灭病毒,而双胍类消毒剂相对于乙醇来说就需要更长时间才能起到消毒作用。

(一) 过氧化氢

过氧化氢属高效消毒剂,杀菌谱广,包括细菌、酵母菌、真菌、病毒和芽胞;但对金属有腐蚀性,会漂白织物。过氧化氢可直接氧化细胞外层结构,改变细胞的通透性,破坏细胞体内外物质平衡,从而导致细胞死亡。影响过氧化氢消毒效果的主要因素包括浓度和温度,温度越高杀菌效果越强;有机物对过氧化氢消毒效果影响较小;另外,作用时间、相对湿度等也都不同程度影响其消毒效果。过氧化氢稀释液不稳定,如果需要稀释,则应现用现配。配制溶液时不得与还原剂、碱、碘化物、高锰酸钾等强氧化剂相混合。

过氧化氢可用于环境物品表面的消毒,同时也可用于空气的消毒。对于环境物体表面的消毒主要采用擦拭法,可用布巾浸湿过氧化氢消毒液后进行擦拭,也可选用含有过氧化氢的消毒湿巾。消毒湿巾作为便捷、有效的载体消毒剂,更便于医疗机构、实验室消毒操作。过氧化氢气雾器(HPV)能同时实现空间内空气和物体表面的全范围消毒,是病房、实验室等室内环境终末消毒的一项新的技术。大量研究表明,过氧化氢气雾器消毒技术能有效杀灭环境中耐甲氧西林金黄色葡萄球菌(MRSA)、耐万古霉素肠球菌(VRE)以及艰难梭菌(CD)芽胞等常见耐药菌。

(二) 过氧乙酸

过氧乙酸属高效消毒剂,具有广谱、高效、低毒的特点。过氧乙酸具有快速杀灭所有微生物的作用特征,属于强氧化剂,既能使蛋白质变性,破坏细胞壁通透性,又能氧化蛋白质、酶和其他代谢物中的巯基和硫键。过氧乙酸消毒剂分解后为乙酸、水、氧、过氧化氢,不会产生有害的分解产物,增强有机物的去除能力的同时还不会残留。温度对它的杀菌能力影响较小,在低温环境对芽胞也有杀灭作用。酸性过氧乙酸会腐蚀铜、黄铜、青铜、普通钢和白铁,可通过加入添加剂和改变 pH 值来降低其对金属的腐蚀性。过氧乙酸稳定性较差,尤其是在稀释后,应临用前配制,不得过夜。有文献报道 1% 的溶液 6d 后其强度能降低一半,而 40% 过氧乙酸每个月能丢失其活性成分的 1%~2%。

二元包装的过氧乙酸,在使用前按 1：1 的比例进行配制,在常温下放置 24h 后才能使用。配制后的过氧乙酸应贮存于通风阴凉处,用前应测定有效含量,原液浓度低于 12% 时不可使用。过氧乙酸溶液配制时,不得与碱混合。一元包装的过氧乙酸较稳定,分为中性和碱性两类商品,对金属腐蚀性较酸性过氧乙酸较小。商业化的含固体过氧乙酸干粉的消毒干巾能吸附大量含病原体的液体,吸入的液体能激活干巾内的过氧乙酸干粉,起到吸附且杀菌的作用,非常适用于医疗机构和实验室处置大量体液、血液、实验样品的溢出,非常便利且安全。消毒被血液、脓液等有机物污染的物品时,应适当延长作用时间。如出现容器破裂或渗漏现象,应用大量水冲洗,或用沙子、惰性吸收剂吸收残液,并采用相应的安全防护措施。过氧乙酸易燃易爆,遇明火、高热会引起燃烧爆炸;与还原剂接触,遇金属粉末有燃烧爆炸的危险。

(三) 含氯消毒剂

含氯消毒剂是指在水中能产生具有杀菌活性的次氯酸的一类化学消毒剂,属高效消毒剂,具有广谱、速效、低毒或无毒、对金属有腐蚀性、对织物有漂白作用,受有机物影响很大,粉剂比水剂稳定。氯的杀菌活性归功于不游离的次氯酸($HOCl$)。随着 pH 的增加 $HOCl$ 会解离为更多 OCl^- 使消毒效果下降。在没有有机物存在的条件下,低浓度游离有效氯对支原体和细菌繁殖体在几秒内就有杀灭作用。较高浓度的氯溶液(1 000mg/L)可杀灭结核分枝杆菌;有效氯达到 5 000mg/L 时,能在 10min 内能灭活艰难梭菌芽胞。常用的含氯消毒剂有液氯,含氯量 >99.5%(V/V);漂白粉：含有效氯 25%(W/W);漂白粉精：含有效氯 80%(W/W);三合二,含有效氯 56%(W/W);次氯酸钠,工业制备的含有效氯 10%(W/W);二氯异氰尿酸钠,含有效氯 60%(W/W);三氯异氰尿酸,含有效氯 85%~90%(W/W);氯化磷酸二钠,含有效氯 2.6%(W/W)。

(四) 二氧化氯

二氧化氯属高效消毒剂,具有广谱、高效、速效杀菌作用,对金属有腐蚀性,对织物有漂白作用,消毒效果受有机物影响很大。二氧化氯分一元型和二元型,一元型二氧化氯较稳定,而二元型二氧化氯活化液和稀释液均不稳定,应现配现用。

二氧化氯产品应避光、储存在阴凉、干燥、通风处,不得与酸类、有机物、易燃物以及其他强还原剂接触或共同存放。配制溶液时,不得与其他消毒剂、碱或有机物混用。二氧化氯对金属有腐蚀性,金属制品经二氧化氯消毒后应迅速用清水冲洗干净。

(五)醇类

实验室所用的醇类,通常包括两种水溶性制剂——乙醇和异丙醇,属于中效消毒剂,能杀灭结核分枝杆菌、细菌繁殖体和亲脂性病毒,但不能破坏细菌芽胞和朊毒体。当浓度稀释至50%以下时它们的杀菌活性会急剧下降,所以醇类最适的杀菌浓度是60%~90%的水溶液(V/V)。醇类的杀菌能力主要通过使蛋白质变性来实现。

不同浓度的乙醇对各类微生物的杀菌能力不同,作用时间可以从10s到1h不等。如铜绿假单胞菌、大肠杆菌在有效浓度下,作用10s就可杀灭;而金黄色葡萄球菌和化脓性链球菌抵抗力则稍强一些。异丙醇对细菌繁殖体的杀菌能力比乙醇稍强,但毒性也大于乙醇。醇类能杀灭所有的亲脂性病毒(如流感病毒、HIV)和一些亲水性病毒(如腺病毒、鼻病毒等),但不包括甲型肝炎病毒(HAV)和脊髓灰质炎病毒。

由于醇类对环境和人体较为友好,因此被广泛用于实验室的应急消毒,如人员手指被血液污染的锐器刺伤后,可采用70%~75%乙醇溶液浸泡消毒;设备仪器被微生物污染也可以直接采用醇类擦拭消毒。但是,当大面积、大剂量地使用高浓度醇类进行环境消毒时应慎重,应避免明火的暴露。特别不建议用喷洒消毒的方式大量、大面积地使用醇类消毒剂。长时间接触醇类消毒剂会导致橡胶和某些塑料管膨胀和变硬,橡胶和塑料出现变白等现象。

(六)季铵盐类

季铵盐类消毒剂是广泛使用的消毒剂。季铵盐能灭活细胞的产能酶,使蛋白发生变性,并且使细胞膜破碎而死亡。单链季铵盐消毒剂属于低效消毒剂,可杀灭真菌、细菌和亲脂类病毒;对于结核分枝杆菌、亲水类病毒的效果相对较弱;不能杀死芽胞。季铵盐消毒剂对环境和人较友好,有文献表明,季铵盐消毒剂在擦拭计算机键盘 300 次后也不会引起键盘功能损害或外表变化。

季铵盐对于革兰氏阴性菌的杀灭效果不如革兰氏阳性菌。医疗机构中采用的单链季铵盐消毒剂有烷基二甲基苄基氯化铵、烷基二癸基二甲基氯化铵和二烷基二甲基氯化铵。新的季铵盐消毒剂,被称为双链季铵盐(如二癸基二甲基溴化铵和二辛基二甲基溴化铵),属于中效消毒剂,具有更强大的杀菌作用,受硬水的影响也较小,且对阴离子有兼容性,对人和环境影响较强氧化剂类消毒剂小。

双链季铵盐消毒剂主要用于医疗机构、实验室环境物品表面的消毒,特别是含双链季铵盐类的消毒湿巾使用便利,可用于重点部位的消毒,且使用后残留在物体表面的消毒剂能起到持续杀菌效果。

四、消毒措施

(一) 医疗机构

1. 物体表面　频繁接触的各种物体表面,如床头柜、床栏杆、门把手等,设备设施表面,如监护仪、操作面板等,每天进行清洁和擦拭消毒。当有血液、呕吐物、排泄物等体液污染环境时,应采取覆盖消毒方法,避免污染物扩散。

预防性消毒可用 250~500mg/L 含氯消毒剂或 1 000~2 000mg/L 复合季铵盐消毒液进行擦拭消毒,作用 30min。平整光滑的以擦拭为主,无法擦拭的以喷洒为主。若使用的是含氯消毒剂,在作用到规定时间后必须用清水再擦拭一遍,以去除消毒剂残留。

终末消毒应先将肉眼可见的污染物完全清除,再使用 1 000mg/L 的含氯消毒剂或 500mg/L 的二氧化氯消毒剂进行擦拭、喷洒或浸泡消毒,作用 30min 后用清水擦拭干净。

2. 空气

预防性消毒在有条件通风的前提下首选开窗通风。做好环境清理,应使用湿式清扫以减少粉尘扩散。每天诊疗结束后有开窗条件的集中开窗(门)通风不低于 1h,无开窗条件则开启空调新风系统强排以增加换气次数,时间不低于 15min。如使用集中空调送风系统,按照《公共场所集中空调通风系统清洗消毒规范》(WS/T 396—2012)要求,每天诊疗结束后将回风口过滤网拆卸清洗,并用 2 000mg/L 的含氯消毒剂浸泡消毒 30min,清水冲洗并晾干后重新使用;或选择 2 000~5 000mg/L 复合季铵盐消毒液浸泡 30min,晾干后重新使用。

终末消毒可参照《医院空气净化管理规范》(WS/T 368—2012),在无人条件下可选择过氧乙酸、二氧化氯、过氧化氢等消毒剂,采用超低容量喷雾法进行消毒。或使用过氧化氢气雾器,按照厂家说明书操作进行空间消毒。

3. 血液、分泌物、呕吐物和排泄物

少量污染物可用一次性吸水材料(如抹布、吸附巾等)及 5 000~10 000mg/L 的含氯消毒剂,或使用含高效消毒剂[如过氧乙酸、过氧化氢消毒剂和 5 000mg/L(0.5%)以上含氯消毒剂]的湿巾小心移除。

大量污染物应使用含吸水成分的消毒粉或漂白粉完全覆盖,或用一次性吸水材料完全覆盖后用足量的 5 000~10 000mg/L 含氯消毒剂浇在吸水材料上,作用 30min 以上,或使用含高效消毒剂的干巾吸附后,小心清除干净。

患者的排泄物、分泌物、呕吐物等应有专门容器收集,用 20 000mg/L 的含氯消毒剂按粪(物)、药比例 1∶2 浸泡消毒 2h。

清除血液、分泌物、呕吐物等污染物后,应对污染的环境物体表面进行消毒。盛放污染物的容器可用 5 000mg/L 的含氯消毒剂溶液浸泡消毒 30min,然后清洗干净。

4. 衣服、被褥等纺织品

预防性消毒依据《医院医用织物洗涤消毒技术规范》(WS/T

508—2016)操作。

终末消毒要求在收集物品时应避免产生气溶胶,建议均按照医疗废物集中焚烧处理。无肉眼可见污染物时,若需重复使用,可用流通蒸汽或煮沸消毒 30min;或先用 500mg/L 的含氯消毒剂浸泡 30min,然后按常规清洗;或采用水溶性包装袋盛装后直接投入洗衣机中,同时进行洗涤消毒 30min,并保持 500mg/L 的有效氯含量。贵重物品可选用环氧乙烷方法进行消毒处理。

5. 尸体处理　疑似或确诊患者死亡的,对尸体应当及时进行处理,尽量减少尸体移动和搬动,应由经培训的工作人员在严密防护下及时进行处理。用 3 000~5 000mg/L 的含氯消毒剂或 0.5% 过氧乙酸棉球或纱布填塞患者口、鼻、耳、肛门、气管切开等处所有开放通道或创口;用浸有消毒液的双层布单包裹尸体,装入双层尸体袋中,由民政部门专用车辆直接送至指定地点火化。患者住院期间使用的个人物品经消毒后方可随患者或家属带回家。

6. 救护车

(1)车内空气:可用 3%~5% 过氧化氢溶液(20ml/m^3)气溶胶喷雾消毒,作用 60min 后开窗通风;有条件的可配备过氧化氢气雾器进行空间消毒,使用操作按照厂家说明书执行。也可使用紫外线灯消毒辐照 60min,确保每立方米达到 1.5W 以上(如每支灯管额定 40W,则可以辐照 26.67m^3)。

(2)物体表面:使用 1 000mg/L 的含氯消毒剂湿抹布、拖布或同等效果的消毒湿巾擦洗担架、扶手、救护车地面等。如被血液、体液、排泄物等污染应先清除污物再消毒。作用 30min 后开窗通风,并清水再次擦洗消毒表面。止血带、氧气湿化瓶建议使用一次性用品。听诊器、血压计、袖带等物品及除颤仪电极板、药品急救箱、除颤仪、心电监护仪、车门内外把手使用 75% 乙醇溶液或同等效果的消毒湿巾擦拭消毒。救护车外部用清水冲洗干净后用布擦干即可,驾驶室如无污染可用 75% 乙醇溶液或同等效果的消毒湿巾擦拭消毒,如怀疑污染参考以上物体表面消毒方法。负压救护车过滤除菌系统的滤器或滤材应及时请专业清洗维修人员进行清洗消毒并定期检修、更换;清洗消毒可用 2 000mg/L 的含氯消毒剂溶液浸泡或直接喷洒至完全浸湿,作用 60min,再进行清洗;更换下来的废弃过滤器或滤材直接密封做焚烧处理,执行清洗消毒的人员做好个人防护。

7. 患者生活垃圾　患者生活垃圾按医疗废物处理。

(二)检测实验室

1. 物体表面　频繁接触的各种物体表面,如门把手、水龙头、仪器设备表面、按钮等,每天进行清洁和擦拭消毒。当有血液、呕吐物、排泄物等体液污染环境时,应采取覆盖消毒方法,避免污染物扩散。

预防性消毒方法参见前文"四、消毒措施"中医疗机构物体表面消毒相关内容。

2. 空气　一般情况下不使用化学消毒剂对室内空气进行预防性消毒。

含病毒培养器皿碎裂或倾覆造成实验室污染时保持实验室空间密闭,避免污染物扩散,使用有效氯含量为 0.55% 消毒液浸润的毛巾或含 0.2% 以上过氧乙酸的清洁吸附巾对污染区进行覆盖。必要时(如发生大量溢洒),可用过氧乙酸加热熏蒸实验室,剂量为 $2g/m^3$,熏蒸过夜;或 20g/L 过氧乙酸消毒液用气溶胶喷雾器喷雾,用量 $8ml/m^3$,作用 1~2h;或使用过氧化氢气雾器,依据厂家说明书操作。

3. 生物安全柜　新型冠状病毒毒种或其他潜在感染性材料污染生物安全柜的操作台可造成局限污染,使用有效氯含量为 0.55% 的消毒液处理。消毒液需要现用现配,24h 内使用。

4. 感染性废液　在实验操作过程中产生的感染性废液,采用化学消毒或物理消毒方式处理,并对消毒效果进行验证,确保彻底灭活。感染性废液应及时处理,不得将废带出实验区。

5. 感染性固体废物　应当使用不易破裂、防渗漏、耐湿耐热、可密封的固体废物的收集容器分类收集固体废物。实验室内的感染性废物,应及时压力蒸汽灭菌处理,不允许堆积存放。废物处置之前,应当存放在实验室内指定的安全地方。小型固体废物如组织标本、耗材、个人防护装备等均需经过压力蒸汽灭菌处理,再沿废物通道移出实验室。体积较大的固体废物如高效过滤器,应当由专业机构或专业人员进行原位消毒后,装入安全容器内进行消毒灭菌。不能进行压力蒸汽灭菌的物品如电子设备可以采用环氧乙烷、甲醛熏蒸消毒处理。经消毒灭菌处理后移出实验室的固体废物,集中交由有资质的固体废物处理单位处置。实验过程如使用锐器(包括针头、小刀、金属和玻璃等)应直接弃置于锐器盒内,经压力蒸汽灭菌后,再统一处理。定期对实验室排风高效过滤器进行检漏和更换。定期依据《医疗机构水污染物排放标准》(GB 18466—2005)要求对处理后的污水进行监测。定期依据《医疗机构消毒技术规范》(WS/T 367—2012)和《医院消毒供应中心》(WS 310—2016)要求,使用嗜热脂肪杆菌芽胞生物指示剂,将其放在灭菌器排气口附近监测压力蒸汽灭菌效果。

6. 临床标本　医疗废物中含病原体的标本和相关保存液等高危险废物,应当在产生地点进行压力蒸汽灭菌或者化学消毒处理,然后按照感染性废物收集处理。

推荐阅读资料

［1］ CEN Workshop Agreement.Laboratory biorisk management standard：CWA 15793.Brussels：CEN，2008.

［2］ 曹启峰，蒋健敏.二级生物安全实验室管理体系文件编制实用手册.杭州：浙江人民出版社，2013：16-24.

［3］ 方春富，陈卫国，祝进.市县医疗机构实验室生物安全管理体系文件编写指南.杭州：浙江科学技术出版社，2011：11-19.

［4］ 顾华，翁景清.实验室意外事件应急处置手册.北京：人民卫生出版社，2017.

［5］ 国家环境保护总局，国家质量监督检验检疫总局.医疗机构水污染物排放标准：GB 18466—2005.北京：中国环境出版社，2005.

［6］ 国家环境保护总局."SARS"病毒污染的废弃物应急处理处置技术方案.［2020-02-02］.http://www.cas.cn/zt/kjzt/fdgx/cs/200305/t20030505_1710402.shtml.

［7］ 国家环境保护总局.医院污水处理技术指南：环发〔2003〕197号.［2020-02-03］.http://www.mee.gov.cn/gkml/zj/wj/200910/t20091022_172241.htm?keywords=%E5%8C%BB%E9%99%A2%E6%B1%A1%E6%B0%B4%E5%A4%84%E7%90%86%E6%8A%80%E6%9C%AF%E6%8C%87%E5%8D%97.

［8］ 国家环境保护总局，卫生部.医疗废物专用包装袋、容器和警示标志标准：HJ 421—2008.北京：中国环境出版社，2008.

［9］ 国家食品药品监督管理局.Ⅱ级生物安全柜：YY 0569—2011.北京：中国标准出版社，2011.

［10］ 国家食品药品监督管理局.立式压力蒸汽灭菌器：YY 1007—2005.［2020-02-01］.https://max.book118.com/html/2018/0525/168591681.shtm.

［11］ 国家食品药品监督管理局.小型蒸汽灭菌器自动控制型:YY 0646—2008.北京:中国标准出版社,2008.

［12］ 国家微生物科学数据中心.新型冠状病毒核酸检测引物和探针序列.［2020-02-05］.http://nmdc.cn/#/nCoV.

［13］ 国家卫生计生委办公厅.基层医疗机构医院感染管理基本要求:国卫办医发〔2013〕40号.［2020-02-02］.http://www.nhc.gov.cn/yzygj/s3585/201312/0283f92d9c424a86b2ca6f625503b044.shtml.

［14］ 国家卫生计生委办公厅.职业暴露感染艾滋病病毒处理程序规定:国卫办疾控发〔2015〕38号.［2020-02-03］.http://www.nhc.gov.cn/jkj/s3585/201507/902caba665ac4d38ade13856d5b376f4.shtml.

［15］ 国家卫生健康委员会办公厅.关于医疗机构开展新型冠状病毒核酸检测有关要求的通知:国卫办医函〔2020〕53号.

［16］ 国家卫生健康委员会办公厅.国家卫生健康委员会办公厅关于加强重点地区重点医院发热门诊管理及医疗机构内感染防控工作的通知:国卫办医函〔2020〕102号.［2020-02-02］.http://www.nhc.gov.cn/yzygj/s7659/202002/485aac6af5d54788a05b3bcea5a22e34.shtml.

［17］ 国家卫生健康委员会办公厅.国家卫生健康委员会办公厅关于进一步加强医疗机构感染预防与控制工作的通知:国卫办医函〔2019〕480号.［2020-02-02］.http://www.nhc.gov.cn/yzygj/s7659/201905/d831719a5ebf450f991ce47baf944829.shtml.

［18］ 国家卫生健康委员会办公厅.国家卫生健康委员会办公厅关于做好新型冠状病毒感染的肺炎疫情期间医疗机构医疗废物管理工作的通知:国卫办医函〔2020〕81号.［2020-02-02］.http://www.nhc.gov.cn/yzygj/s7659/202001/6b7bc23a44624ab2846b127d146be758.shtml.

［19］ 国家卫生健康委员会办公厅.医疗机构内新型冠状病毒感染预防与控制技术指南(第一版):国卫办医函〔2020〕65号.［2020-02-02］.http://www.nhc.gov.cn/xcs/yqfkdt/202001/b91fdab7c304431eb082d67847d27e14.shtml.

［20］ 国家卫生健康委员会办公厅,民政部办公厅,公安部办公厅.新型冠状病毒感染的肺炎患者遗体处置工作指引(试行):国卫办医函〔2020〕89号.［2020-02-02］.http://www.mca.gov.cn/article/xw/tzgg/202002/20200200023854.shtml.

［21］ 国务院.病原微生物实验室生物安全管理条例:国令第424号.［2020-02-02］.http://www.gov.cn/zhengce/content/2008-03/28/content_6264.htm.

［22］ 何剑峰,宋铁.新型冠状病毒感染防护.广州:广东科技出版社,
2020.

［23］ 胡必杰,刘荣辉,刘滨,等.SIFIC医院感染预防与控制操作图解.上
海:上海科学技术出版社,2015.

［24］ 胡琴,谭文杰.人类冠状病毒HCoV-OC43研究进展.中华预防医
学杂志,2013,47(7):661-664.

［25］ 蒋健敏,张双凤、周晓红,等.病原微生物实验活动风险评估报告实
例.杭州:浙江大学出版社,2016.

［26］ 李文平.冠状病毒研究进展.中国兽药杂志,2003,37(6):31-35.

［27］ 钱艺,谢正德.四种人新型冠状病毒的研究进展.中华传染病杂志,
2014,32(9):573-576.

［28］ 全国风险管理标准化技术委员会.风险管理 风险评估技术:GB/T
27921—2011.北京:中国标准出版社,2012.

［29］ 全国风险管理标准化技术委员会.风险管理 原则和实施指南:
GB/T 24353—2009.北京:中国标准出版社,2009.

［30］ 全国个体防护装备标准化技术委员会.呼吸防护 自吸过滤式防颗
粒物呼吸器:GB 2626—2019.［2020-02-05］.http://www.gb688.cn/
bzgk/gb/newGbInfo?hcno=CA5496664BB4FE051F65DC9A1843B8
BE.

［31］ 全国医用临床检验实验室和体外诊断系统标准化技术委员会.医用
防护口罩技术要求:GB 19083—2010.［2020-02-04］.http://c.gb688.
cn/bzgk/gb/showGb?type=online & hcno=1738BD9CCF76E55F81A5
B0E9ED4D4EFA.

［32］ 卫生部环境卫生标准专业委员会.公共场所集中空调通风系统清
洗消毒规范:WS/T 396—2012.［2020-02-02］.https://www.spc.org.
cn/online/WS%252FT%2520396-2012/?.

［33］ 卫生部医院感染控制标准专业委员会.医疗机构消毒技术规
范:WS/T 367—2012.［2020-02-01］.http://www.nhc.gov.cn/wjw/
s9496/201204/54510/files/2c7560199b9d42d7b4fce28eed1b7be0.PDF.

［34］ 卫生部医院感染控制标准专业委员会.医院隔离技术规范:
WS/T 311—2009.［2020-02-04］.http://www.nhc.gov.cn/wjw/
s9496/200904/40116/files/3f2c129ec8d74c1ab1d40e16c1ebd321.pdf.

［35］ 翁景清,顾华.生物安全实验室建设与管理.杭州:浙江文艺出版社,
2019.

［36］ 武桂珍.高致病性病原微生物危害评估指南.北京:北京大学医学

出版社,2008.

［37］ 夏时畅,俞敏.新型冠状病毒感染的肺炎.杭州:浙江教育出版社,
2020.

［38］ 中华人民共和国第十届全国人民代表大会常务委员会.中华人民
共和国传染病防治法.［2020-02-02］.http://www.chinacdc.cn/jkzt/
crb/xcrxjb/201810/t20181017_195159.html.

［39］ 中华人民共和国国家标准应急管理部.眼面部防护 应急喷淋和洗
眼设备 第2部分:使用指南:GB/T 38144T 38144.2—2019.［2020-
02-01］.http:// c.gb688.cn/bzgk/gb/showGb?type=online & hcno=F2F5
80791E3F1F1D985B09B1133A74AF.

［40］ 中华人民共和国国家卫生和计划生育委员会.病区医院感染管理规
范:WS/T 510—2016.［2020-02-02］.https://www.spc.org.cn/online/
WS%252FT%2520510-2016/?.

［41］ 中华人民共和国国家卫生和计划生育委员会.病原微生物实验室
生物安全标识:WS 589—2018.［2020-02-02］.http://www.nhc.gov.
cn/ewebeditor/uploadfile/2018/03/20180330100306538.pdf.

［42］ 中华人民共和国国家卫生和计划生育委员会.病原微生物实验室
生物安全通用准则:WS 233—2017.［2020-02-04］.http://www.nhc.
gov.cn/ewebeditor/uploadfile/2017/07/20170727145700597.pdf.

［43］ 中华人民共和国国家卫生和计划生育委员会.经空气传播疾病医
院感染预防与控制规范:WS/T 511—2016.［2020-02-01］.http://
wsbz.nhc.gov.cn/wsbzw/upload/StandardLibrary/0638f370e6094229bd
b8eb4e72830135.pdf.

［44］ 中华人民共和国国家卫生和计划生育委员会.临床实验室生物安全
指 南:WS/T 442—2014.［2020-02-02］.http://wsbz.nhc.gov.cn/wsbzw/
upload/StandardLibrary/cf464acc7e0e4291b5260e56d88e13b8.pdf.

［45］ 中华人民共和国国家卫生和计划生育委员会.压力蒸汽灭菌器生
物指示物检验方法:GB/T 33420—2016.［2020-02-02］.http://www.
nhc.gov.cn/ewebeditor/uploadfile/2017/10/20171019174948168.pdf.

［46］ 中华人民共和国国家卫生和计划生育委员会.医疗废物专用包装
物、容器标准和警示标识规定:环发〔2003〕188号.［2020-02-02］.
http://www.nhc.gov.cn/yzygj/s3588/200909/ab6a1bdf7c9d4178bc96c7
3bfcc14153.shtml.

［47］ 中华人民共和国国家卫生和计划生育委员会.医院感染暴发控制指南:
WS/T 524—2016.［2020-02-03］.http://www.nhc.gov.cn/ewebeditor/

uploadfile/2016/08/20160815113050215.pdf.

［48］中华人民共和国国家卫生和计划生育委员会.医院消毒供应中心 第3部分:清洗消毒及灭菌效果监测标准:WS 310.3—2016.［2020-02-03］.http://www.nhc.gov.cn/ewebeditor/uploadfile/2017/01/20170119145523725.pdf.

［49］中华人民共和国国家卫生和计划生育委员会.医院医用织物洗涤消毒技术规范:WS/T 508—2016.［2020-02-04］.http://www.nhc.gov.cn/ewebeditor/uploadfile/2017/01/20170119150059821.pdf.

［50］中华人民共和国国家卫生和计划生育委员会.职业性传染病的诊断:GBZ 227—2017.［2020-02-05］.http://www.nhc.gov.cn/ewebeditor/uploadfile/2017/06/20170605100833147.pdf.

［51］中华人民共和国国家卫生健康委员会.新型冠状病毒肺炎防控方案(第五版).［2020-02-25］.http://www.nhc.gov.cn/jkj/s3577/202002/a5d6f7b8c48c451c87dba14889b30147/files/3514cb996ae24e2faf65953b4ecd0df4.pdf.

［52］中华人民共和国国家卫生健康委员会.新型冠状病毒感染的肺炎防控中常见医用防护用品使用范围指引(试行).［2020-02-01］.http://www.nhc.gov.cn/yzygj/s7659/202001/e71c5de925a64eafbe1ce790debab5c6.shtml.

［53］中华人民共和国国家卫生健康委员会.新型冠状病毒感染的肺炎实验室检测技术指南(第二版).［2020-02-02］.http://www.nhc.gov.cn/.

［54］中华人民共和国国家卫生健康委员会.新型冠状病毒感染的肺炎诊疗方案(试行第七版).［2020-03-05］.http://www.nhc.gov.cn/yzygj/s7653p/202003/46c9294a7dfe4cef80dc7f5912eb1989/files/ce3e6945832a438eaae415350a8ce964.pdf.

［55］中华人民共和国国家卫生健康委员会.新型冠状病毒实验室生物安全指南(第二版):国卫办科教函〔2020〕70号.［2020-02-01］.http://www.nhc.gov.cn/qjjys/s7948/202001/0909555408d842a58828611dde2e6a26.shtml.

［56］中华人民共和国国家卫生健康委员会.血源性病原体职业接触防护导则:GB Z/T 213—2008.［2020-02-01］.http://wsbz.nhc.gov.cn/wsbzw/upload/StandardLibrary/b1d95b76232b4759b3578d9523c4bdca.pdf.

［57］中华人民共和国国家质量监督检验检疫总局.实验室生物安全通用要求:GB 19489—2008.北京:中国标准出版社,2008.

［58］中华人民共和国生态环境部.新型冠状病毒污染的医疗污水应急处理技术方案(试行):环办水体函〔2020〕52号.〔2020-02-01〕.http://www.mee.gov.cn/xxgk2018/xxgk/xxgk06/202002/t20200201_761163.html.

［59］中华人民共和国卫生部.可感染人类的高致病性病原微生物(菌)种或标本运输管理规定:卫生部令第45号.〔2020-02-01〕.http://www.gov.cn/gongbao/content/2006/content_453197.htm.

［60］中华人民共和国卫生部.临床实验室废物处理原则:WS/T 249—2005.〔2020-02-01〕.http://wsbz.nhc.gov.cn/wsbzw/upload/StandardLibrary/08af4de854154a779e7d4c1ed87e4173.pdf.

［61］中华人民共和国卫生部.人间传染的病原微生物菌(毒)种保藏机构管理办法:卫生部令第48号.〔2020-02-01〕.http://www.gov.cn/gongbao/content/2010/content_1539394.htm.

［62］中华人民共和国卫生部.医疗机构消毒技术规范:WS/T 367—2012.〔2020-02-03〕.http://www.nhc.gov.cn/wjw/s9496/201204/54510/files/2c7560199b9d42d7b4fce28eed1b7be0.PDF.

［63］中华人民共和国卫生部.医疗卫生机构医疗废物管理办法:卫生部令第36号.〔2020-02-01〕.http://www.nhc.gov.cn/fzs/s3576/201808/fb4c9e59b0cf45c3843ad585b30b0c6d.shtml.

［64］中华人民共和国卫生部.医院感染管理办法:卫生部令第48号.〔2020-02-03〕.http://www.nhc.gov.cn/fzs/s3576/200804/29720ef16e5542d4883feffabb89c5b5.shtml.

［65］中华人民共和国卫生部.医院感染监测规范:WS/T 312—2009.〔2020-02-03〕.http://www.nhc.gov.cn/cmsresources/mohyzs/cmsrsdocument/doc5842.pdf.

［66］中华人民共和国卫生部.医院感染诊断标准(试行):卫医发〔2001〕2号.〔2020-02-03〕.http://www.nhc.gov.cn/wjw/gfxwj/201304/37cad8d95582456d8907ad04a5f3bd4c.shtml.

［67］中华人民共和国卫生部.医院空气净化管理规范:WS/T 368—2012.〔2020-02-03〕.http://www.nhc.gov.cn/wjw/s9496/201204/54511/files/8df30d0236d3421c87492786c55c26e7.pdf.

［68］中华人民共和国卫生部,国家环境保护总局.医疗废物分类目录:卫医发〔2003〕287号.〔2020-02-01〕.http://www.nhc.gov.cn/yzygj/s3573/200804/e67ad21c68ec4032a28329823bfb875f.shtml.

［69］中华人民共和国卫生部医院感染控制标准专业委员会.医务人员

手卫生规范：WS/T 313—2009.［2020-02-03］.http://www.nhc.gov.cn/wjw/s9496/200904/40118/files/5fe4afce5b874512a9780c724a4d5be0.pdf.

［70］中华人民共和国应急管理部.眼面部防护　应急喷淋和洗眼设备　第1部分：技术要求：GB/T 38144.1—2019.［2020-02-01］.http://c.gb688.cn/bzgk/gb/showGb?type=online & hcno=E0D0A051E9C2D7445EF348AC14155856.

［71］中华人民共和国住房和城乡建设部.生物安全实验室建筑技术规范：GB 50346—2011.北京：中国建筑工业出版社,2012.

［72］中华医学会检验医学分会.2019新型冠状病毒肺炎临床实验室检测的生物安全防护指南（试行第一版）.［2020-02-02］.http://www.cslm.org.cn/cn/news.asp?id=73.html.